Gesund mit Zeichen
auf Akupunkturpunkten

PraNeoHom®
Praxisorientierte Neue Homöopathie

Hinweis für den Leser

Die in diesem Lehrbuch vorgestellten Informationen sind sorgfältig erarbeitet und geprüft worden. Dennoch kann keine Garantie übernommen werden. Die von der Autorin vertretenen Auffassungen in Bezug auf Krankheiten und ihre Behandlung weichen teilweise von der allgemein anerkannten medizinischen Wissenschaft ab. Jeder Leser ist aufgefordert, in eigener Verantwortung zu entscheiden, ob und wie die in diesem Lehrbuch vorgestellte Methode für ihn eine Alternative bzw. Ergänzung zur Schulmedizin darstellt. Eine Haftung der Autorin für Nachteile oder Schäden ist ausgeschlossen. Bitte beachten Sie in jedem Fall die Grenzen der Selbstbehandlung.

Impressum

Text: Layena Bassols Rheinfelder
Umschlag, Gestaltung und Satz: Frank Fischer, www.grafik-fischer.de
Textbearbeitung: Samaya Almas Thier
Lektorat: Hanna Westerhoff

ISBN 978-3-940089-14-4
2. Auflage Juni 2017
PraNeoHom Verlag, 82266 Inning, www.praneohom.de

Bildnachweis:
Frank Fischer (S.40, S.42, S.50, S.72 unten, S. 112, S.115, S. 121, S.122 mitte/unten, S.123, S.127-131)
Alvina M. Kreipl (S.19, S.20, S.43, S.45-49, S.51, S.53, S. 55, S.57, S.60, S. 71, S. 72 oben/mitte, S.79-94, S.98-99, S.122 oben, S.133)
Cebrián Matthias Mann (S.113-114)
Naomi (S.116)
Eva Garcia Pastor (S.106-109)
Bianca Winetsdorfer (S.13)

Gesund mit Zeichen auf Akupunkturpunkten

PraNeoHom®
Praxisorientierte Neue Homöopathie

Energie- und Hormonbalance, Fünf-Elemente-Lehre, Traditionelle Chinesische Medizin, Bioidentische Hormone, Narben

Inhalt

„Wie oben so unten
wie innen so außen
wie im Großen so im Kleinen"
Hermes Tresmegistos

Einführung

Das in diesem Buch vorgestellte Heilverfahren basiert auf der Lehre von Erich Körbler (1938 – 1994), bei der geometrische Zeichen auf Akupunkturpunkte der TCM (Traditionelle Chinesische Medizin) gemalt werden. Sie entspricht einer Akupunktursitzung ohne Nadeln, dafür mit aufgemalten Zeichen.

1991 wurde im Eis des Similaun-Gletschers (österreichisch-italienische Grenze) eine männliche, mumifizierte Leiche gefunden, die ca. 5000 Jahre alt ist und unter dem Name "Ötzi" bekannt wurde. Auf seinem Rücken wurden parallele Striche entdeckt, die zunächst als Tattoos gedeutet wurden. Unterhalb des Knies von Ötzi ist ein balkengleiches Kreuz zu sehen. An derselben Stelle sind Wucherungen entdeckt worden.

Die Vermutung liegt nahe, dass die Zeichen/Striche einem medizinischen Zweck dienten. Aus kosmetischen Gründen wären diese doch eher im Gesicht oder auf der Brust angebracht worden. Der Wiener Energieforscher und Elektrotechniker Erich Körbler bezeichnete damals diese Bemalungen als „homöopathische Urmedizin" und wurde dafür von seinen Gegnern kritisiert. Es wird immer noch diskutiert, ob die mittlerweile 61 entdeckten Tattoos auf dem Körper Ötzis Schmerzen lindern sollten oder religiöse Symbole waren.

Auch in anderen Teilen der Welt wurde von Urvölkern diese Form der Naturmedizin verwendet: Die amerikanischen Indianerstämme, die australischen Aborigines und auch noch andere Völker haben ähnliche Bemalungen benützt, um sich beispielsweise für den Kampf zu stärken. Das in diesem Buch vorgestellte Heilverfahren ist also nichts Neues, sondern altes Naturwissen!

Es handelt sich um eine Informationsmedizin, die einfach zu erlernen ist. Diese Methode ist in ihren Grundzügen leicht und unproblematisch anwendbar. Beim Testvorgang wird das passende Zeichen mit einer Einhandrute ermittelt[1]. Bei der Energiebalance werden zum Harmonisieren von Schwingungen die ermittelten Zeichen auf Akupunkturpunkte gemalt. Wie das genau geht, wird ausführlich beschrieben.

Die Selbstheilungskräfte werden mobilisiert und der Energiehaushalt in Ausgleich gebracht. Negativ wirkende Einflüsse, wie Allergien, Mykosen, Amalgam oder Schwermetalle, können hierbei ermittelt werden. Mit Hilfe der Zeichen wird deren Schädlichkeit reduziert und die Ausleitung kann vorgenommen werden.[2]

Um ein besseres Verständnis der Meridianlehre zu bekommen, werden die Grundkenntnisse der Chinesischen Medizin und die Wandlungsphasen der Fünf Elemente erläutert.

Die Energiebalance wird ausführlich dargestellt. Ergänzend wird der Hormonhaushalt, sowie die von mir weiterentwickelte Hormonbalance erklärt.

Zudem werden die Erkenntnisse der Östrogendominanz aufgrund der Verabreichung von künstlichen Hormonen, sowie die für den Menschen besser verträglichen bioidentischen Hormone erläutert. Mehr dazu im Kapitel „Östrogendominanz“.

---

1 Das Testen mit der Einhandrute wird in dem Grundlagenbuch “PraNeoHom© Lehrbuch Band 1” oder dessen Relaunch «Gesund mit Wasser und Zeichen» erklärt.
2 Die Ausleitung wird beschrieben im Buch „Gesunde Entgiftung mit Zeichen“

Im Kapitel „Narben und Tattoos" wird die Möglichkeit der Narbenentstörung beschrieben. Dass Narben Störfelder verursachen können, ist schon länger bekannt. Auch wenn das Gewebe gut zugewachsen ist, kann es in manchen Fällen den Energiefluss behindern. Diese Störfelder können ermittelt und mit einem gemalten Zeichen auf der Haut behoben werden.

In mehreren Fallbeispielen wird die Methode PraNeoHom© praxisnah dargestellt.

Körperübungen für die Wirbelsäule, sowie die Fünf-Elemente-Meditation werden vorgestellt, da sie mit der Energiebalance gut kombinierbar sind.

Studienähnliche Aufzeichnungen zeigen den positiven Effekt der Energiebalance. Die erstaunlichen Heilerfolge sprechen für sich.

Eine Selbstheilungsmethode der Urvölker für den modernen Menschen!

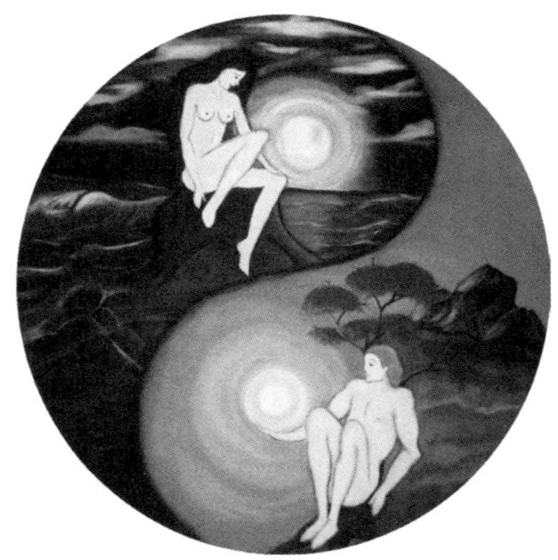

„Ohne eine unsichtbare Quelle
hätte der Brunnen kein Wasser zu geben."
Marie Hüsing

TCM Traditionelle Chinesische Medizin

Zu allen Zeiten haben die Menschen versucht, einen Zusammenhang zwischen der Körperoberfläche und den inneren Organen zu finden, um von außen heilend auf die Organe einwirken zu können. Eine der ältesten Lehren, die sich damit tief und intensiv beschäftigt, ist die Traditionelle Chinesische Medizin TCM mit ihren Meridianen (Energiebahnen) und den zugehörigen Akupunkturpunkten. Diese Medizin wurde Jahrtausende lang, bis heute, als wirksames Heilverfahren angewendet. Die ersten Akupunkturnadeln waren aus Stein und gehen auf die Zeit 2500 v. Chr. zurück. Metallnadeln gab es schon im 2. Jh. n. Chr., und das erste Akupunkturlehrbuch mit 600 definierten Akupunkturpunkten ist im 3 Jh. n. Chr. erschienen.

Die Grundsätze der TCM sind durch Beobachtung, Bewertung und der Analyse von Abläufen und Zuständen der Natur entwickelt worden. Es wird davon ausgegangen, dass sich die Wechselspiele der Natur auch im Körper manifestieren. Der Mensch wird mit den psychischen und körperlichen Funktionen als Ganzheit betrachtet.

Anhand der Konzepte von Yin und Yang, sowie der Fünf-Elemente-Lehre wird die TCM deutlich dargestellt.

Bei der PraNeoHom© werden dieselben Punkte der Traditionellen Chinesischen Medizin verwendet, um die Selbstregulierung des Körpers zu aktivieren. Anstatt die Punkte mit Nadeln zu stechen, werden speziell ausgetestete geometrische Zeichen auf die Haut gemalt. Es handelt sich dabei nicht um die Anwendung der TCM, es werden jedoch Akupunkturpunkte der chinesischen Medizin verwendet.

Die Vorteile gegenüber der Verwendung von Nadeln:

- Die Methode ist schmerzfrei und kann u.a. bei Kindern leicht angewendet werden.
- Bei Bedarf oder bei längerem Behandlungszeitraum können die Zeichen vom Patienten selbst erneuert werden.
- Da die Punkte nicht ganz exakt getroffen werden müssen, ist die Methode auch für Laien im Hausgebrauch anwendbar.

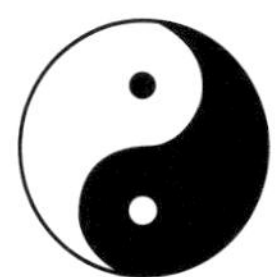

„Wer sagt:
schön erschafft gleichzeitig: nicht schön
Wer sagt:
gut erschafft gleichzeitig: nicht gut
Existieren erschafft: nicht existieren
Verwirrung erschafft: Einfachheit
Hoch erschafft: niedrig
Laut erschafft: leise
Bestimmt erschafft: unbestimmt
Jetzt erschafft: später."
Lao-tse, Tao-Te-King

Yin und Yang

Wir kennen zwei gegensätzliche Kräfte: Die nach innen gerichtete zentripetale Kraft und die nach außen gerichtete zentrifugale Kraft. In der TCM werden diese Kräfte Yin und Yang genannt. Yin (i), die Kraft, die nach innen, und Yang (a), die Kraft, die nach außen gerichtet ist.

Diese beiden Kräfte bedingen sich gegenseitig und können sich auch ineinander verwandeln. Das Yin-Yang Symbol stellt es bildlich dar. Der weiße Punkt ist im schwarzen Feld angesiedelt und umgekehrt. Sie existieren in Bezug aufeinander.

Wir kennen es, im übertragenen Sinne, in unserem Leben allzu gut. Nichts ist nur schwarz oder weiß, nur gut oder schlecht. Auch eine „schlechte" Erfahrung trägt meist etwas Gutes in sich, woraus Wertvolles geschöpft wird.

Yin entspricht der weiblichen Energie, Yang der männlichen. Alle Menschen tragen beide Energieformen in sich.

Yin	Yang
Zentripetale Kraft Nach innen Weiblich	Zentrifugale Kraft Nach außen Männlich
Nacht	Tag
Brustseite	Rückenseite
Degenerative Erkrankungen, (-ose)	Entzündliche Erkrankungen, (-itis)
Schwächung der Lebensenergie	Überfülle an Lebensenergie
Kälte/Frieren	Hitze/Schwitzen
Schwache Durchblutung	Blutfülle
Unterfunktion	Überfunktion
Gebremste Aktivität	Überaktivität
Blässe	Rötung
Base	Säure
Parasympathisches Nervensystem	Sympathisches Nervensystem

Meridiane

Meridiane sind die Energiebahnen im Körper, durch die das Chi, die Lebensenergie, fließt. Man kann sich die Meridiane auch als Verbindungslinien zwischen den zusammengehörigen Akupunkturpunkten vorstellen. Der Unterschied zwischen Nerven und Meridianen kann mit einer Analogie verdeutlicht werden: Wenn die Nerven vergleichbar sind mit dem verkabelten Telefonfestnetz, dann entsprechen die Meridiane dem schnurlosen Mobilfunknetz.

Die Meridiane versorgen die Organe mit Energie. Daher tragen sie auch den Namen von Organen. Wir haben vierzehn Hauptmeridiane und viele kleine Meridiane im Körper. Die Hauptmeridiane verlaufen senkrecht im Körper und bilden Paare. Jeder Yin-Meridian ist einem Yang-Meridian zugeordnet. Verbunden sind diese Meridianpaare über Kanäle, die Luo-Gefäße, durch die ein Überschuss oder Mangel an der Lebensenergie Chi reguliert wird.

Yin – Meridiane Speicherorgane		**Yang – Meridiane Hohlorgane**	**Element**
Leber	⟷	Gallenblase	Holz
Herz	⟷	Dünndarm	Feuer
Kreislauf/Sexus	⟷	Dreifacher Erwärmer	Feuer
Milz/Pankreas	⟷	Magen	Erde
Lunge	⟷	Dickdarm	Metall
Niere	⟷	Blase	Wasser

Im Kapitel „Meridianverläufe" sind zusätzlich das Konzeptionsgefäß (Haupt-Yin-Meridian) und das Lenkergefäß (Haupt-Yang-Meridian) abgebildet. Einige Punkte, die wir testen und bemalen, liegen auf diesen beiden Meridianen, wie der LG20, den wir beim Testen zur Überprüfung der Testfähigkeit testen und der Schilddrüsenpunkt der Energiebalance[3].

Akupunkturpunkte

Akupunkturpunkte sind Öffnungsstellen des Meridiansystems an der Körperoberfläche.

Der Mediziner Hartmut Heine konnte 1988 nachweisen, dass den Akupunkturpunkten anatomische Strukturen zugeordnet werden können. Akupunkturpunkte sind demnach „Löcher" in Faszien (Muskelhüllen) und anderen anatomischen Strukturen, durch die Gefäßnervenbündel hindurchtreten. Es handelt sich somit um anatomisch vorgegebene Engpässe, in denen die Nerven oder Ner-

3 Wird beschrieben im Kapitel „Energiebalance, Vorgehensweise"

venenden durchziehen. In der Regel werden sie von einer kleinen Arterie und einer kleinen Vene begleitet.

Akupunkturpunkte sind also anatomisch vorgegebene Energiepunkte und sind damit keineswegs „mystisch“ aufzufassen. Sie sind real existent.[4]

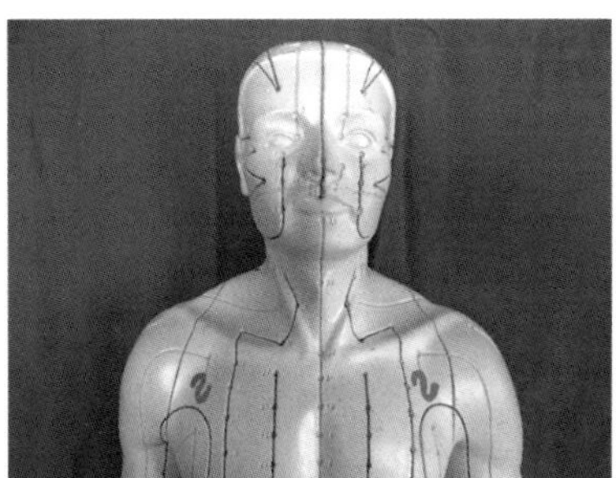

Der Wandlungskreis

Bei dem Wandlungskreis der Fünf Elemente handelt es sich um wiederkehrende Phasen und Zustände, die aus der Beobachtung der Natur entstanden sind, und in der TCM den Elementen zugeordnet werden. Ein Hauptmerkmal der Natur sind die ständigen dynamischen Veränderungen. Im Sheng- und Ko- Zyklus wird die Dynamik dieser Phasen anschaulich dargestellt.

4 Quelle: „Fibromyalgie“ von Prof. Dr. med. Johann A. Bauer

Der Sheng-Zyklus[5]

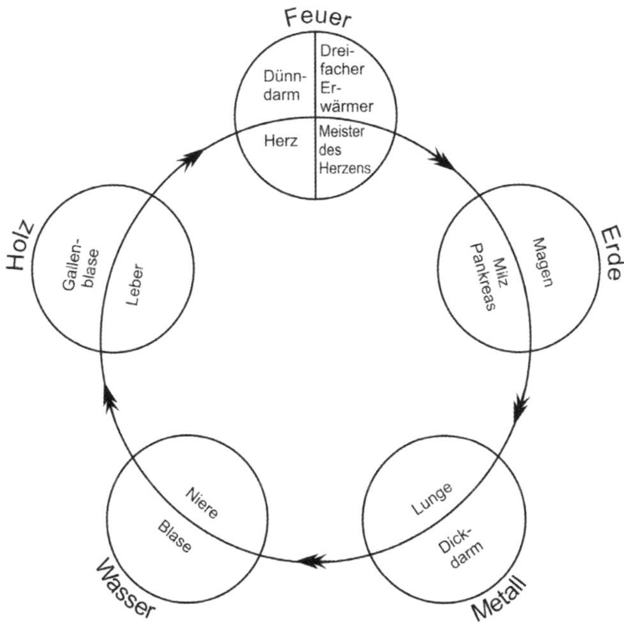

Das Gesetz von Mutter und Kind

Der Sheng-Zyklus beschreibt den Übergang von einem Element in das darauf folgende. Er zeigt, wie die Elemente und somit auch die Organe, sich gegenseitig unterstützen und fördern.

Es folgt dem Prinzip der Erzeugung, dem Aufbau und der Ernährung.

- Mit Holz machen wir Feuer
- Das Feuer wird zu Asche, Erde
- In der Erde finden wir Metalle
- Auf dem Metall kondensiert das Wasser
- Wasser bewirkt, dass Pflanzen wachsen, das Holz

5 Farbversion steht bereit auf der Webseite www.praneohom.de unter „Downloads“.

Der Ko-Zyklus[6]

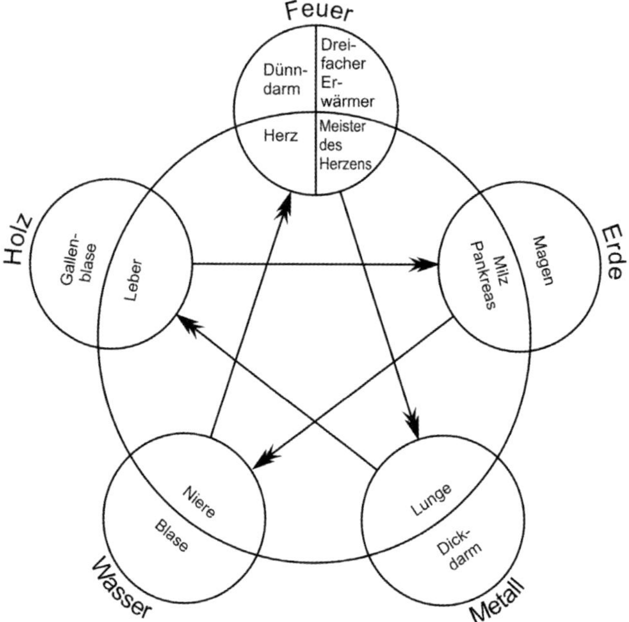

Das Gesetz von Großmutter und Enkel

Im alten China war es die Aufgabe der Großmutter, sich um die Erziehung des Enkels zu kümmern, somit die Grenzen zu setzen und für rechtes Aufwachsen zu sorgen. Der Ko-Zyklus ist der Zyklus der gegenseitigen Kontrolle. In der TCM bedeutet Kontrolle einen Teil des Prozesses, indem ein Organ das andere unterstützt oder auch ausgleichen kann.

Es folgt dem Prinzip des Abbaus und der Zerstörung überlebter Strukturen.

6 Farbversion steht bereit auf der Webseite www.praneohom.de unter „Downloads".

- Wasser löscht das Feuer
- Feuer schmilzt das Metall
- Metall schneidet das Holz
- Holz durchbricht die Erde
- Erde dämmt das Wasser

Die Lehre der Fünf Elemente

Jedes Element besitzt verschiedene Eigenschaften, die sowohl mit der Umwelt als auch mit dem menschlichen Körper in Verbindung stehen.

Die Phasen der Fünf Elemente sind aus der Beobachtung der Natur, und somit auf die Jahreszeiten bezogen, gut zu verstehen.

Holz

Den Frühling erleben wir in unseren Breiten wie eine Explosion.

Alles schießt in die Höhe, die Blätter wachsen und die Samen keimen. Auf einmal kleidet sich die ganze Natur in Grün. Die neu geborenen zarten Blätter rauschen im frischen Wind. Alles wächst und sprießt. Es ist die Zeit des Säens und der Keimung. Dies ist die Kraft des Holzes, der wir in jedem Neubeginn begegnen. Sie zeigt sich im Morgen, die Himmelsrichtung ist der Osten, die Farbe ist grün.

Der zugeordnete Geschmackssinn ist sauer.

Der Baum versinnbildlicht das Wachstum, das sich in alle Richtungen ausbreitet. Es ist das Symbol der expansiven Kraft. Der Baum ist tief in der Erde verwurzelt und ragt gleichzeitig hoch hinaus in den Himmel. Die zugeordneten Organe befinden sich in der Körpermitte und verbinden ebenfalls Oben und Unten. Es handelt sich um die Leber (Yin) und die Gallenblase (Yang).

YIN – Leber

Visionen und Ideen haben, sehen, planen und entdecken, Vorstellungskraft besitzen; auch Entdeckergeist und Unternehmungslust sind Funktionen der Leber.

Das zugeordnete Sinnesorgan sind die Augen und Tränen.

YANG – Gallenblase

Die Umsetzung unserer Ideen, die Lust an der Bewegung und unseren Impulsen nachzugehen, aktiv zu werden, das Risiko zu wagen, sich ins Unbekannte zu begeben, und dadurch zu wachsen sind Funktionen der Gallenblase.

Das zugeordnete Gewebe sind die Muskeln und Sehnen.

Um etwas Neues zu erschaffen, brauchen wir einen Plan, eine Vision. Diesen Plan liefert die Leber, der Architekt in uns. Die Umsetzung erledigt unsere Gallenblase, der Bauleiter. Nur wenn beide gut miteinander schwingen, kann ein schönes Haus entstehen.

Im Ungleichgewicht

Mit zu viel Holz wachsen wir unkontrolliert immer weiter. Die Krankheit, die das widerspiegelt, kennen wir allzu gut, den Krebs. Er beherrscht unsere Zeit in dieser hoch entwickelten Zivilisation, die auf Wachstum setzt. Auch der Größenwahn ist Abbild von zu viel Holz.

Zu wenig Holz bewirkt, dass wir keine Visionen und Illusionen mehr im Leben haben und daraus resultierend depressiv werden. Es gibt dann keinen Grund mehr, in der Früh aufzustehen, um etwas Neues zu beginnen. Wie auch, wenn die neuen Ideen sofort bei Seite geschoben werden mit dem frustrierten Argument, das wird eh nichts!

Folgen wir nicht unseren natürlichen Impulsen, entstehen Wut, Zorn, Ärger, Aggression und Reizbarkeit.

Symptome / Erkrankungen

Körperlich:

- Leber- und Gallenblasenerkrankungen, Gallensteinleiden
- Symptome nur in einer Körperhälfte wie Migräne
- Augenleiden, unterschiedliche Sehkraft
- Schizophrenie und Epilepsie
- Gicht, rheumatische Erkrankungen, Polyarthritis
- Autoimmunerkrankungen, wenn wir die Wut gegen uns selbst richten
- Muskelerkrankungen, Fibromyalgie
- Sehnenscheidenentzündungen
- Verspannungen an Nacken und Rücken
- Wachstumsstörungen, Früh- und Fehlgeburten
- Krebs, unkontrolliertes Wachstum

Psychisch:

- Cholerisches Temperament, Wut, Ärger, gestaute Aggression
- Apathie, Interesselosigkeit, Depression, Suizidgedanken
- Alkoholismus und Tablettensucht

Im Gleichgewicht: Vision und Verwirklichung

Die Kraft des Holzes ist eine sanft fließende, sich ausdehnende Kraft, die uns unterstützt innerlich zu wachsen. Sie beschenkt uns mit der Vision, unsere Träume zu verwirklichen und gibt uns die Motivation, uns in Bewegung zu setzen. Sie lässt uns Hindernisse aus dem Weg räumen und immer wieder Grenzen überschreiten. Wir haben den Mut, aus uns herauszugehen und uns zu holen, was wir brauchen. Wenn diese Kraft sich frei ausdehnen darf, können wir uns über den gewohnten Raum hinaus in neue Gefilde ausbreiten. Wir entdecken die Welt.

Feuer

Der Sommer ist die Zeit der Blüte, der Hitze und Wärme. Die Tageszeit des Feuerelementes ist der Mittag und die Himmelsrichtung der Süden. Seine Farbe ist rot und seine Körperflüssigkeit ist der Schweiß.

Zugeordnet werden dem Feuer die Zunge, aber auch die Blutgefäße: Arterien, Venen und Kapillaren.

Der Geschmackssinn ist bitter.

Im Sommer sind die Tage lang und wir verbringen viel Zeit im Freien. Wir genießen den Austausch, wir reden, kommunizieren und sind aktiv. Sonnwendfeuer werden auf den Gipfeln der Berge und in vielen Orten gemacht, um zusammen zu feiern. Die Kraft des Feuers geht von der Materie zu Geist und ist vertikal aufrecht gerichtet. Im Feuerelement erleben wir Freude, Liebe und Glück, sowie den Tanz des Lebens und das Lachen. Manchmal glauben wir, dass dieses Glück an bestimmte Vorstellungen und ferne Ziele geknüpft sei. „Nur dann, wenn der richtige Mann erscheint, nur dann, wenn das Fest so ist, wie ich es mir vorstelle, nur dann, wenn..., kann ich glücklich sein“. So erleben wir immer wieder Enttäuschungen, denn das Leben entfaltet sich wie vorgesehen und nicht wie wir es planen. Glück ist kein fernes Ziel, dem es nachzujagen gilt. Im Feuerelement wird aus Beharren Bewusstsein. Glück ist hier und jetzt, in jedem Moment zu finden, und zwar dann, wenn wir die Schönheit in jedem Moment erkennen. Wenn wir uns entspannen in dem was ist, dann spüren wir, dass wir im Einklang mit unserem inneren Licht und unserem Herzen sind. Jetzt, in diesem Moment erleben wir das Leben bewusst.

YIN – Herz und Kreislauf-Sexus

Das Herz ist das Zentrum der Liebe und des Bewusstseins, des Fühlens und Denkens. Es sorgt sowohl für eine Ausgewogenheit der Gefühle als auch für eine klare und ehrliche Redeweise.

Der Kreislauf-Sexus, Herzbeutel oder Perikard, wird auch Meister des Herzens genannt. Er ist sein Beschützer und seine Qualitäten sind die Fähigkeit, sich selbst und anderen gegenüber großzügig zu sein, Wärme auszustrahlen und zu lieben, das Herz sprechen zu lassen, sowie Kritik und Liebe von anderen anzunehmen. Der Kreislauf-Sexus schafft einen Ausgleich zwischen Geben und Nehmen.

Die Funktion des Kreislaufsystems ist, Herz und Niere zu verbinden.

YANG – Dünndarm und Dreifacher Erwärmer

Der Dünndarm ist zuständig für die Aufnahme von Nährstoffen im Verdauungsprozess. Im geistigen Bereich ist er für die Assimilation von Ideen verantwortlich.

Der Dreifache Erwärmer verbindet die drei brennenden Höhlen in unserem Körper: Brusthöhle, Bauchhöhle und Beckenraum. Er ist zuständig für die Koordination dieser Funktionsräume, wie z.B. die Abstimmung der Atemtiefe und -frequenz in Bezug auf den Verdauungsprozess und die Sexualität. Er regelt auch die Körpertemperatur und das Gleichgewicht.

Im Ungleichgewicht

Wenn zu viel Feuerkraft unser Leben beherrscht, verbrennen wir daran und bekommen einen Burn-out. Eine Kerze beleuchtet unseren Raum und erlaubt uns, auch im Dunkeln zu sehen. Sie bringt Licht in unser Leben. Aber wehe wir kommen ihr zu nah; wir können uns verbrennen und das tut weh und hinterlässt schlimme Narben.

Wenn zu wenig Feuer da ist, erlauben wir uns keinen Spaß und keine Freude. Wir werden dann bitter, wir verbittern, werden lustlos, gelangweilt und entmutigt. Nichts kann uns mehr begeistern.

Auch in der Art wie wir kommunizieren, zeigt sich ob das Feuer im Gleichgewicht ist. Im Ungleichgewicht haben wir eine unklare Sprechweise, wir sprechen zu viel und wissen nicht, wann wir besser schweigen sollten.

Symptome/Erkrankungen

Körperlich:

- Herzerkrankungen: Herzinfarkt, Herzbeutelentzündung, Panzerherz
- Kreislaufprobleme: Thrombose, Krampfadern, hoher oder niedriger Blutdruck
- Dünndarmerkrankungen: Morbus Crohn
- Probleme mit der Temperatur: Kalte Hände und Füße, immer frieren, aber auch übermäßiges Schwitzen oder nicht schwitzen können.

Psychisch:

- Gedächtnis- und Konzentrationsstörungen
- Sprachstörungen: unklare Sprechweise, stottern, Stummheit, lispeln
- Auf und Ab der Gefühle, himmelhoch jauchzend – zu Tode betrübt
- Hysterie, Bipolare Störung, Nervosität, Schlaflosigkeit
- Hyperaktivität
- Redeflut, Geschwätzigkeit, alles kontrollieren wollen
- Wenig Freude an der Sexualität
- Überzeugungen und Glaubenssätze unverdaut von anderen Menschen übernehmen
- Verantwortung nicht abgeben können
- Schlafstörungen

Im Gleichgewicht: Liebe und Bewusstsein

Die Feuerenergie erleben wir besonders im Sommer, wenn wir mit unseren Freunden feiern, plaudern, tanzen und es uns gut gehen lassen. Wir tauschen uns aus, sind locker, beschwingt, fröhlich. Wir leben ganz im Augenblick, entspannt und erfüllt von dem Glück, hier zu sein. Unsere Augen glänzen und wir sind in Kontakt mit den anderen und uns selbst. Wir erblühen im Leben, das wir als großes Geschenk empfinden und in tiefer Dankbarkeit annehmen.

Erde

Im Spätsommer ist die Zeit des Erdelements und der Ernte. Die Kürbisse liegen am Straßenrand, die Felder färben sich in Sonnenblumenfarben und bald werden auch die Blätter an den Bäumen bunt. Die Tageszeit des Erdelements ist der Nachmittag, die Farbe ist gelb – braun. Es ist die Zeit der Fülle, der Erntedankfeste und der Vorsorge. In alten Zeiten wurde gesammelt und eingekocht, um den Winter gut zu überstehen. In dieser Zeit wird auf das Erlebte zurückgeblickt, in nostalgischen Erinnerungen, die jetzt verarbeitet werden.

Die zugeordnete Himmelsrichtung ist die Mitte, ein horizontal geschlossener Kreis wie die Erde selbst, das zentrale Element, das in sich Geschlossene, das in sich Ruhende. Ihr wird auch der Mond zugeordnet mit seinem Rhythmus, der sich in den Gezeiten ausdrückt.

Es geht hier um die Erhaltung des Lebens, um Mütterlichkeit, Ernährung und Fruchtbarkeit, Sicherheit und Geborgenheit, um das Gefühl von Mitgefühl, um Liebe und Verbundenheit mit der eigenen Umgebung.

Das zugeordnete Sinnesorgan ist der Mund, insbesondere die Lippen und die Mundhöhle. Durch Schmecken und Berühren wird die Umwelt wahrgenommen. Auch das Bindegewebe gehört dazu.

Der zugeordnete Geschmackssinn ist süß.

YIN – Milz/Pankreas (Lymphsystem)

Die Milz regiert das Blut. Die Qualitäten der Bauchspeicheldrüse sind logisches Denken und gutes Gedächtnis. Im geistigen Bereich: Sammlung, Verarbeitung und Selektion von Wissen, geistige Ernährung.

YANG – Magen (Zwölffingerdarm und 15 cm des Dünndarms)

Etwas nicht mögen, etwas nicht verdauen, was wir heruntergeschluckt haben. Nun gärt es vor sich hin.

Im Ungleichgewicht

An zu viel Erde ersticken wir. Wenn wir unsere Häuser mit mehr und mehr Gegenständen füllen, bekommen wir keine Luft mehr. Wie dumm, wenn wir gar nicht mehr wissen, wohin mit der ganzen Ernte! Zwanghaftes Verhalten, wie sich ständig Sorgen zu machen um andere, Sammelleidenschaft, aber auch Gier nach Wissen und Lesesucht sind Ausdruck eines Ungleichgewichts im geistigen Bereich. Störungen der Rhythmen, wie des Tag-Nacht-, Wach-Schlaf- oder Menstruationszyklus ebenso.

Bei zu wenig Erde fühlen wir uns immer als Außenseiter, nicht dazu gehörend. Es ist das Gefühl, heimatlos zu sein, unsicher und bedürftig und ständig Unterstützung zu brauchen. Wir glauben keinen Platz auf dieser Erde zu haben. Auch ein Mangel an Mitgefühl ist ein Symptom – die Betroffenen treten wenig in Beziehung zu anderen Menschen. Es zeigt sich die Angst, dass Wärme und Zuwendung leicht entzogen und verweigert werden könnten. Das tritt vermehrt bei Menschen auf, die in der Kindheit wenig Liebe erfahren haben oder oft umgezogen sind. Es fehlt die Sicherheit, sich geliebt und geborgen zu fühlen. Es ist leicht dabei magersüchtig zu werden oder andere Essstörungen zu entwickeln.

Die Märtyrer-Rolle ist klassisch für das Element Erde. Diese Menschen opfern sich für andere auf und gönnen sich selbst nicht die Süße des Lebens. Sie klammern sich an Beziehungen und haben ständig das Bedürfnis, gebraucht zu werden.

Der orale Charakter ist stark ausgeprägt. Es wird Sicherheit im Essen (Sucht nach Zuckerwaren) oder im Rauchen gesucht.

Symptome/Erkrankungen

Körperlich:

- Magen- und Zwölffingerdarmkrankheiten, wie Gastritis, Geschwüre, Stoffwechselstörungen, Sodbrennen
- Essstörungen: Übergewicht, Magersucht, Bulimie
- Lebensmittelallergien, Unverträglichkeiten
- Menstruationsbeschwerden, Leukämie
- Lymphstau, Lymphknotenentzündung, Infektanfälligkeit, Immunschwäche
- Pankreatitis, Diabetes
- Unfruchtbarkeit
- Parodontose, Zellulitis

Psychisch:

- Störung des Schlaf-Wach-Rhythmus und des Menstruationszyklus
- Heimatlos, Gefühl von Verlorensein, Außenseiter, keinen Platz auf dieser Erde
- Mangelgefühl, emotional unterernährt, bedürftig, anhänglich

Im Gleichgewicht: Geborgenheit und Sicherheit

Wenn wir gut geerdet sind, fühlen wir uns geborgen und genährt. Wir können uns auf die Anderen verlassen und fühlen uns willkommen und zu Hause, da, wo wir gerade sind. Wir sind vernetzt und haben gute soziale Kontakte, die uns tragen. Wir können gut für uns und andere sorgen. Das Erdelement gibt uns das Gefühl, in einer warmen, kuscheligen Decke eingehüllt zu sein, geborgen und beschützt, wie von einer Mutter, die uns im Arm hält.

Metall

Der Herbst ist die Jahreszeit des Metallelements, in dem die letzten Vorbereitungen für die kalte Jahreszeit getroffen werden. Die Bäume lassen die Blätter los und ziehen den Saft zurück ins Innere. Es ist die Zeit des Loslassens, des Abschiednehmens, oft begleitet von Trauer. Die zugeordnete Himmelsrichtung ist der Westen, in dem auch die Sonne untergeht. Es ist der Rückzug nach Innen und die Konzentration auf das Wesentliche. Was brauche ich wirklich und was kann losgelassen werden?

Die Essenz des Metalls ist eine unterstützende und erhaltende Energie, die Struktur gibt. Wir finden vermehrt Metalle an den Kraftplätzen der Erde. Es geht hier um die Aufrechterhaltung der Ordnung, den Sinn für Gerechtigkeit. Welche Nahrungsmittel, welche Menschen und welche Umgebung für uns gut oder schlecht sind. Dafür benützen wir die Nase: Wen oder was kann ich riechen?

Das Sinnesorgan ist der Geruchssinn und die Farbe ist weiß. Eine weiße Gesichtsfarbe deutet auf das Fehlen des Elements Feuer, der Wärme.

Der zugeordnete Geschmackssinn ist herb und scharf.

YIN – Lunge

Das Atemorgan stellt die Verbindung zum Himmel her und empfängt die Lebenskraft Chi. Es unterliegt dem Prinzip des Pulsierens, der Ausdehnung und des Zusammenziehens, dem Rhythmus von Anspannung und Entspannung, von Aufnehmen und Abgeben.

Wir unterscheiden zwischen zwei Atemtypen:
- Zu viel einatmen, festhalten, aufgebläht sein
- Zu viel ausatmen, bedürftig sein, ständiger Energiemangel

Über die Luft sind wir ständig in Kontakt mit unserer Umwelt. Das zugehörige Gewebe ist die Haut, unser Ausscheidungs- und Atmungsorgan.

Hier geht es um Grenzen. Kann ich gesunde Grenzen setzen oder grenze ich mich zu sehr ab?

YANG – Dickdarm

Hier geschieht die Ausscheidung von Ballaststoffen, im übertragenen Sinne auch von gedanklichem Ballast.

Im Ungleichgewicht

Zu viel Metall schneidet, es schneidet uns von der Welt ab. Wir isolieren uns und werden oft fanatisch, perfektionistisch und rechthaberisch. Und doch brauchen wir uns gegenseitig so dringend. Was wären wir alleine auf dieser Erde?

Mit zu wenig Metall halten wir an der Trauer ewig fest, wir können das Alte nicht loslassen und trauern dem ewig nach. Wir erkennen nicht, was wichtig ist, und es fehlt an Disziplin und Ordnung.

Symptome/Erkrankungen

Körperlich:

- Dickdarmerkrankungen: Colitis ulcerosa, Durchfall, Verstopfung, Darmpolypen
- Erkrankungen der Atemwege: Bronchitis, Asthma, Sinusitis, Heuschnupfen, verstopfte Nase
- Hauterkrankungen: Neurodermitis, Psoriasis, Ekzeme
- Störungen am Geruchssinn

Psychisch:

- Mangel an Verbundenheit mit der Umgebung
- Diese Menschen sind oft einsam, zurückgezogen, hart, kalt und isolieren sich
- Intoleranz, Puritanismus, religiöser- und Sauberkeitsfanatismus
- Pessimismus, übermäßige Sorge um die Zukunft
- Nicht Loslassen und Abschied nehmen können

Im Gleichgewicht: Weite und Klarheit

Die Kraft des Metalls ist klar spürbar an einem Herbsttag, wenn wir alles hinter uns lassen und eine Bergtour machen. Je näher wir dem Himmel kommen, desto freier fühlen wir uns. Die Luft wird klar. Wir lassen den Alltag mit seinen Sorgen und Gedanken los. Nur wenn wir loslassen, kann ein Raum für etwas Neues entstehen. Im Loslassen öffnen wir uns für tiefe Verbindungen.[7]

Dies geschieht auch, wenn wir unsere überfüllten Wohnungen „ausmisten" und Platz für Neues schaffen. Was für ein Freiheitsgefühl! Wie rein ist die Luft danach. Wie wohltuend. Jetzt können wir wieder frei atmen. Die Atmung verbindet uns mit unseren Gefühlen und den Menschen. Tiefes Atmen erlaubt uns, das Leben in seiner ganzen Fülle zu erleben.

7 Inspiriert durch das Buch „Das Wunder der Wandlung"

Wasser

Im Winter, der Jahreszeit des Wasserelements, ruht die Erde unter einer dicken Schneeschicht. Es ist dann ganz leise und wir hören das Knistern unter unseren Schritten. Diese Zeit wird auch „The Gap“ genannt, der Zeitraum zwischen dem, was nicht mehr ist, und dem, was noch nicht ist. Es ist der Übergang von dem, was gestorben ist, zu dem, was geboren wird. Die Zeit zwischen Tod und Wiedergeburt.

Es geht ums Überleben, das Grundgefühl ist die existentielle Angst und die Enge, die wir erleben, wenn das Alte wegfällt und das Neue noch nicht da ist.

Die zugeordnete Farbe ist dunkelblau bis schwarz und die Zeit des Wasserelements die Nacht.

Die Kraft ist vertikal abwärts gerichtet. Wir sinken in die Tiefe. Es geht um Besinnung, Meditation und Stille. Die Seele wird zu ihrem Ursprung zurückgeführt.

Es ist das Wesen des Samenkorns: Ruhe und Regeneration, bildhaft ausgedrückt durch den Samen, der in der Erde ruht und auf den Frühling wartet.

Es hat mit Ehrfurcht vor dem Leben zu tun, mit Weichsein und Sich-Hingeben.

Bei einem gesunden Wasserelement haben unsere Haare einen seidigen Glanz und unsere Knochen und Zähne sind stark.

Das Sinnesorgan sind die Ohren und der Gleichgewichtssinn.

Der zugeordnete Geschmackssinn ist salzig.

YIN – Niere

Die Niere ist der Hüter der Ursprungsenergie, der ancestralen Energie, mit der wir alle geboren werden, unsere Lebenskraft. Ihre Funktionen sind der Überlebenstrieb, die Willenskraft und die Libido. Diese Qualitäten können sich voll entfalten, wenn unser Organismus innerlich flüssig, frisch und sauber bleibt, voll übersprudelnder Kraft und Vitalität. Das drückt sich in der Flexibilität der Gelenke und dem Anpassungsvermögen an die jeweilige Situation aus. Die Niere ist zuständig für die Zusammensetzung von Salzen und Mineralien im Körper (Knochen und Zähne) und für die Ionenkonzentration, die wiederum die Nerventätigkeit steuert (Gehirn und Rückenmark). Die endokrinen Drüsen gehören ebenfalls zum Wasserelement.

YANG – Blase

Die Funktion der Blase ist das geistige und körperliche Entspannen, das Loslassen von Aktivität und Zurückkehren in den Ruhezustand.

Im Ungleichgewicht

An zu viel Wasser ertrinken wir. Wir werden zu Eremiten, weit weg von dieser Realität nur noch den Himmel anstrebend. Verschlossen, weltfremd und überheblich.

Bei zu wenig Wasser sind wir ängstlich und fühlen uns schnell überfordert und gestresst. Wir verbrauchen unsere Reserven und fühlen uns leicht bedroht. Ein schwaches Nervenkostüm kennzeichnet diesen Zustand.

Symptome/Erkrankungen

Körperlich:

- Nieren- und Blasenerkrankungen, Zystitis, Nierensteine
- Rigidität, Steifheit, Starrheit drückt sich in Bandscheibenschäden, Ischias und LWS-Syndrom aus
- Knochenerkrankungen, Osteoporose
- Haarausfall, frühzeitiges Ergrauen

- Mittelohrentzündung, Tinnitus, Hörschäden, Schwindel,
- Karies

Psychisch:

- Überfordert, gestresst
- Müdigkeit und Erschöpfung
- Angststörungen, Panikattacken, Paranoia
- Motivationslos, willensschwach
- Ruhelosigkeit
- Mangel an Vertrauen und Glauben

Im Gleichgewicht: Urvertrauen

Wenn wir an einem Wintertag einen nächtlichen Spaziergang machen und unter uns den Schnee knirschen hören, dann wird alles ringsherum ganz still und wir verschmelzen mit der unendlichen Weite. Wenn wir uns dem Lebensfluss anvertrauen, erkennen wir, dass es immer wieder Veränderungen geben wird, die für unsere Entwicklung von Bedeutung sind. Das Urvertrauen gibt uns die Kraft, dabei entspannt und positiv zu bleiben, auch in schwierigen Situationen. Oft überstehen wir vermeintliche Gefahren, indem unsere Angst uns besonders wach und aufmerksam sein lässt. Wenn wir an ihr festhalten, stresst sie uns und schwächt unsere Wasserenergie. Gesund ist es, immer wieder zurück ins Urvertrauen zu finden, die Sicherheit, dass für uns gesorgt ist. Das Element Wasser schenkt uns das Vertrauen zu uns selbst, zum Ganzen, zu Gott, zum TAO.

Die Fünf Elemente bewusst erleben

Wir erleben die Phasen der Fünf Elemente wiederkehrend in unserem Leben. Sie wiederholen sich aufgrund bestimmter Ereignisse wie Familien- oder Geschäftsgründung, aber auch Krankheiten oder größerer Krisen. Einige Beispiele sollen dies aus der Perspektive des Elements verdeutlichen.

Das Lebensalter

Im Holzelement erleben wir unsere Kindheit, im Feuerelement die Pubertät, im Erdelement das Erwachsenenalter, im Metallelement das Alter und im Wasserelement den Tod.

Die Liebe

Wenn wir uns verlieben und den Idealpartner sehen, setzen wir uns in Bewegung, damit daraus etwas entsteht. Zu dem Zeitpunkt befinden wir uns im Holzelement. Sobald die Liebe erblüht, gehen wir in das Element Feuer. Der ganze Alltag dreht sich um diesen Menschen, der uns den Kopf verdreht hat, und wehe er ruft nicht an. Wie groß ist dann der Kummer. Himmel hoch jauchzend, zu Tode betrübt. Honeymoon, Flitterwochen, Leidenschaft. Erst wenn eine stabile Beziehung erwächst und das Vertrauen geschaffen wurde, fühlen wir uns geborgen und geschützt wie im sicheren Hafen. Wir nähren uns gegenseitig im Miteinander. Jetzt befinden wir uns im Erdelement. Dann irgendwann durch Tod oder Trennung kommt es zum Abschied, der mit Trauer verbunden ist, Ausdruck des Metallelements. Danach kommt die Phase ohne Partner, in der wir uns wieder mit uns selbst beschäftigen. Wir kommen bei uns selbst an und sind im Wasserelement. Und bevor wir uns umsehen, ist ein neuer Partner in Sicht und das ganze fängt wieder von vorne an.

Familie

Wir entscheiden uns, eine Familie zu gründen. Wir wollen Kinder haben, das ist unsere Vision im Holzelement. Wir kaufen Kindersachen, suchen die passende Wohnung und beschäftigen uns mit dem Elterndasein. Wenn die Kinder da sind, befinden wir uns recht schnell im Feuerelement. Alles dreht sich um die Kinder, Kinder wickeln, füttern, nächtelang in den Schlaf schaukeln, der richtige Kindergarten wird gesucht, die Kinder werden zur Schule gebracht, u.s.w. Wenn die Kinder groß sind, sodass wir uns wieder um uns selbst kümmern können, da sie lieber mit den Freunden zusammen sein möchten, kommen wir ins Erdelement. Und eines Tages gehen sie aus dem Haus und schon sind wir im Metallelement, bei dem es um das Loslassen geht. Es folgt eine Zeit ohne Kinder im Wasserelement und ehe wir uns versehen, kommen die Enkelkinder und wir befinden uns wieder im Holzelement.

Im Geschäftsleben

Wir beschließen, ein Geschäft zu eröffnen. Im Holzelement planen wir und bekommen viele Ideen. Es folgt eine Zeit der Aktivität und des intensiven Einsatzes, um dieses Vorhaben voranzutreiben. Das ist die Zeit des Feuers. Es macht uns gar nichts aus, viele Stunden am Tag zu arbeiten, denn es ist unsere Leidenschaft, „unser Baby“. Dann kommt die Zeit, in der das Geschäft läuft, wir ernten das, was wir gesät haben und freuen uns an den Früchten unserer Arbeit. Wir werden belohnt für unseren Einsatz und befinden uns im Erdelement. Bis wir vom Geschäft müde werden und uns entscheiden, es zu verkaufen oder zu vererben, den Hof an die Kinder abzugeben oder in Rente zu gehen. Das ist die Energie des Metalls, es geht um das Loslassen. Danach folgt oft eine Zeit der Ruhe und Regeneration. Manche gehen eine Zeitlang ins Kloster oder machen eine Weltreise. Es ist die Zeit des Wassers, in der die Energie nach innen gerichtet ist. Die Auszeit.

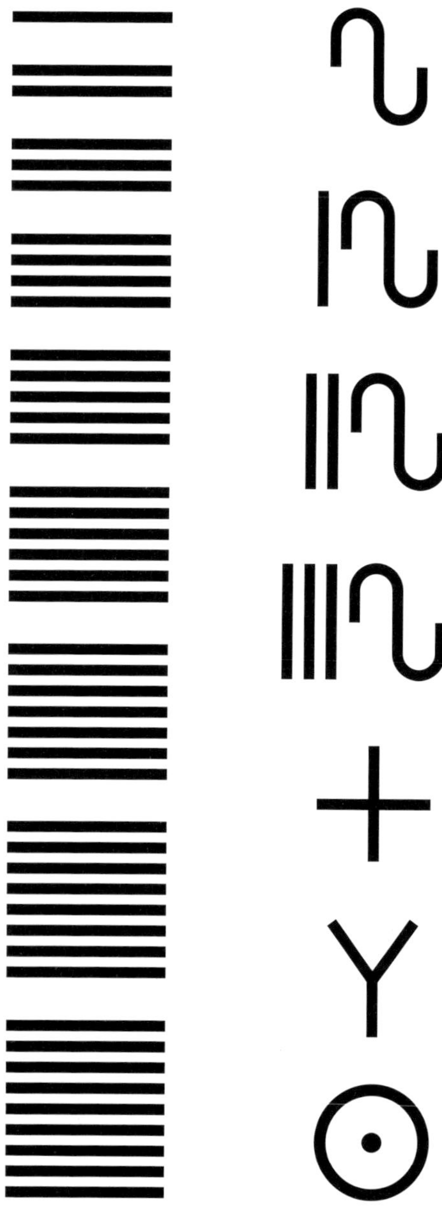

„Eure Vision wird nur dann klar werden,
wenn ihr in euer Herz blickt.
Wer nach Außen schaut, träumt.
Wer nach Innen schaut, erwacht."
Carl Gustav Jung

Energiebalance

Die Energiebalance ist ein schnelles Testverfahren, bei dem das System des Energiehaushaltes stabilisiert und in Harmonie gebracht wird. Dabei werden Akupunkturpunkte der verschiedenen Meridiane, sowie zusätzliche Punkte, an denen man Allergien, Mykosen und Schwermetalle ermitteln kann, getestet. Auch der Zustand des Immunsystems und der Schilddrüse kann ermittelt und positiv beeinflusst werden. Dabei werden sowohl die psychischen Komponenten als auch äußere Faktoren, wie Erdstrahlen und Elektrosmog berücksichtigt.

Die Energiebalance ist kein Diagnoseverfahren, sondern es balanciert das Energiesystem aus. Dabei werden die Akupunkturpunkte, die den Namen eines bestimmten Organs tragen, mit Zeichen bemalt. Es wird dabei nicht das Organ behandelt, sondern der Meridian, die Energiebahn, die das Organ speist.

Erich Körbler, der dieses System entwickelte, hatte zusammen mit dem Arzt Dr. König, einem Spezialisten in Traditioneller Chinesischer Medizin, geforscht und dabei bemerkt, dass sie zwar die Punkte der Chinesischen Medizin mit Zeichen bemalten und sich derer bedienen konnten, dabei aber nicht die Gesetze der Chinesischen Medizin anwendeten.

Die Energiebalance wirkt auf die Meridiane, sowie auf die Themen, die damit zusammenhängen. Über den Wandlungskreis der fünf Elemente können Sie diese Themen differenzieren und kennenlernen. Dieses System ist einfach zu verstehen, da wir in unserem Leben immer wieder durch die fünf Phasen des Wandlungskreises gehen.

Vorgehensweise

1. Testfähigkeit überprüfen

Zuerst einmal überprüfen wir unsere eigene Testfähigkeit und die der zu behandelnden Person:

- Beide Gehirnhemisphären testen. Bei einem negativen Ausschlag mit dem Fingernagel einen waagrechten Strich quer über den Kopf ziehen, um diese zu verbinden. Erneut testen. Das Ergebnis sollte positiv sein.
- Den Hinterkopf testen. Bei einem negativen Ausschlag mit dem Fingernagel einen senkrechten Strich vom LG20 (Scheitelhöhe) bis zum Atlas (Nacken) ziehen, um die psychische Momentsituation zu harmonisieren. Erneut testen. Das Ergebnis sollte positiv sein.
- Den höchsten Punkt des Scheitels, den LG20 Punkt, testen, um geopathische Störungen oder Elektrosmog auszuschließen. Bei einem negativen Ausschlag das Elektrosmogzeichen eine Minute anschauen. Erneut testen. Das Ergebnis sollte positiv sein.

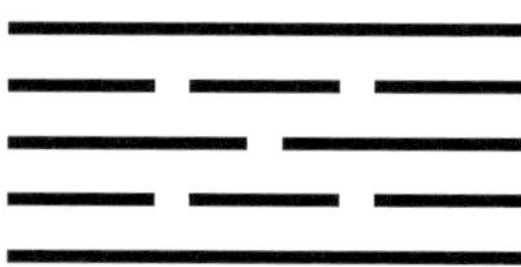

2. Organmeridian und Wirbelsäule testen

Entlang der Wirbelsäule verläuft auf der Körperoberfläche eine Region, welche unsere inneren Organe widerspiegelt. Ähnlich wie Akupunkturpunkte heißen diese Reflexzonen oder Selbstwiederholungen. Körbler übernahm nach seinen Forschungen die Organreihenfolge von Louise L. Hay für die Zuordnung der Wirbelsäule, die auch von Dorn und anderen Körpertherapeuten übernommen wurde. Die Organe werden am Rücken, von oben nach unten angeordnet, dargestellt (siehe Tabelle Wirbelsäule im Kapitel „Tabellen").

Erich Körbler entdeckte den Organmeridian. Es handelt sich um eine Wiederholung der Wirbelsäule auf dem Kopf, und zwar vom höchsten Punkt am Scheitel (dem LG20 Punkt, Lenkergefäß des Akupunktursystems) bis zum Haaransatz an der Stirn. Dabei ist die Wirbelsäule so abgebildet, dass sie mit der Halswirbelsäule (HWS) am LG20 Punkt beginnt und mit dem Steißbein am Haaransatz endet.

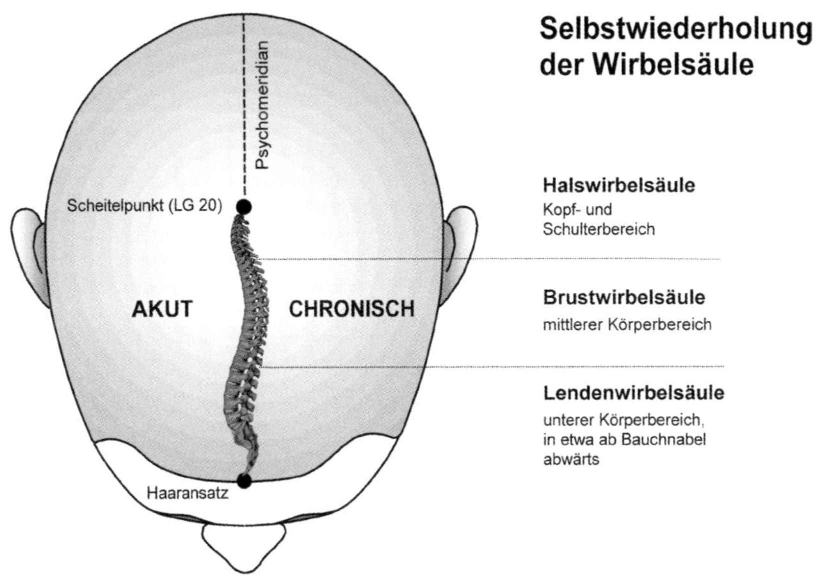

Vor und nach jeder Energiebalance werden zur Kontrolle die Reflexzonen der Organe an der Wirbelsäule und am Kopf getestet. Das tun wir, um einen ersten Eindruck zu erlangen, sowie um uns abzusichern, dass wir beim Anbringen der Zeichen auf Akupunkturpunkte nichts übersehen haben.

Wir testen den Organmeridian am Kopf und merken uns den Ausschlag. Anschließend testen wir entlang der Wirbelsäule. Auch hier wird noch kein Zeichen gemalt, wir merken uns jedoch, wann und wo Abweichungen auftreten, das heißt, die Rute einen positiven oder negativen Ausschlag zeigt.[8]

3. Die Akupunkturpunkte[9] testen

Nun testen wir in der angegebenen Reihenfolge, die entsprechenden Akupunkturpunkte. Alle Punkte werden beidseitig behandelt, bis auf die extra gekennzeichneten Punkte mit * (siehe 14 – 18). Es ist dabei wichtig, die genaue Reihenfolge zu beachten. Nach dem Testen beider Punkte eines Meridians, werden die entsprechenden Punkte direkt mit einem Zeichen versehen, bevor der nächste Meridian getestet wird.

Es gilt immer: testen – malen – nachtesten

Bis auf wenige Ausnahmen werden Umkehrzeichen gemalt, Sinus oder dessen Verstärkung mit Strichen, je nachdem, welcher Vektor ausgetestet wird.

8 Tabellen der Zuordnung der einzelnen Wirbel zu den Organen finden Sie im Kapitel „Tabellen"
9 Punktbeschreibung mit freundlicher Unterstützung von Regina Überrück www.praneolahn.de

	Akupunktur-punkte	Lokalisierung
1	**Dickdarm 1**	Testen Di 1: Zeigefinger am Nagelbett Daumenseite Zeichnen: Di 1 oder Di 11 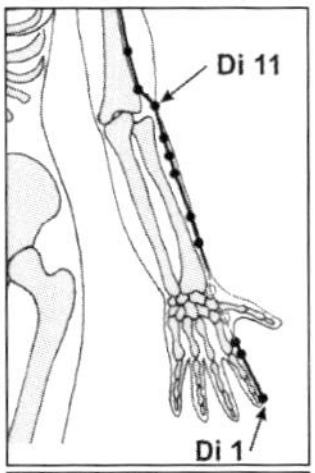
2	**Herz 9**	Testen H 9: Kleiner Finger am Nagelbett innen Zeichnen: H 9 oder H 3 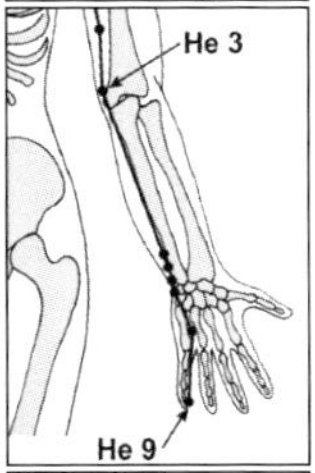
3	**Dünndarm 3**	Testen Dü 3: Außenkante der Hand, da wo sich ein Hügel bildet, wenn wir eine Faust machen. Zeichnen: Dü 3 oder Dü 8 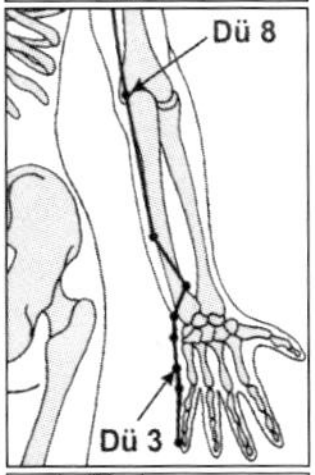
4	**Kreislauf/Sexus 8**	Testen KS 8: Handinnenfläche Solarplexuspunkt (bei Negativausschlag hier nicht malen!) Erneut testen und zeichnen KS 3: Mitte der Ellbogenfalte. Wir ertasten beim Beugen des Armes die Sehne. Der Punkt liegt etwas ulnar davon, d.h. in Richtung Körpermitte. Wenn der Punkt KS 3 nicht anzeigt, korrigiert sich der KS 8 oft beim Bemalen von Punkt Magen 36 (siehe Beschreibung weiter unten). 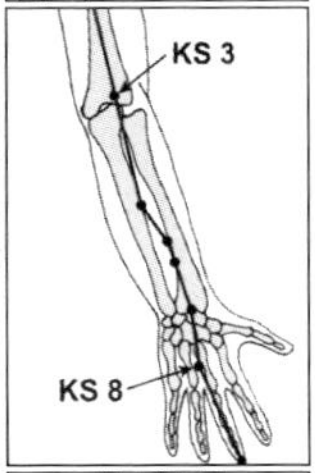
5	**Immunsystem-zone (Entzündungspunkte)**	Testen: Handgelenk innen, wo die quer liegenden Handgelenksfalten sind. Zeichnen: Hier werden bei Vektor 5-8 immer vier Querstriche entlang der Falten gemalt. Diese vier Striche verbinden die Akupunkturpunkte der Herz-, Lunge- und Kreislauf-Sexus-Meridiane, die am Innenarm entlanglaufen. 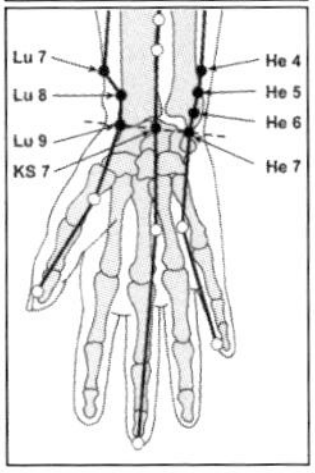

6	**Lunge 1**	Testen und zeichnen Lu 1: 1 cun (= Daumenbreit) unter dem Schlüsselbein neben dem Schultergelenk, unter der Kuhle, die sich bildet, wenn wir die Schulter nach vorne ziehen. 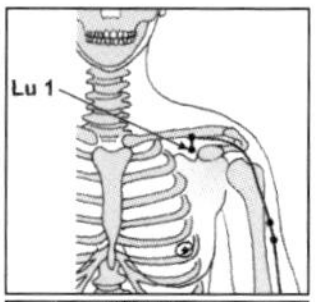
7	**Leber 3**	Testen und zeichnen Le 3: Fußrücken, in einer Vertiefung zwischen dem 1. und 2. Mittelfußknochen 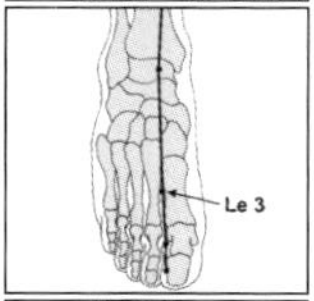
8	**Niere 3**	Testen und zeichnen Ni 3: Fußgelenk in der Vertiefung hinter dem Innenknöchel 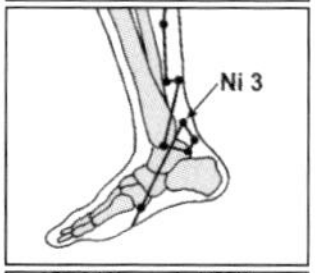
9	**Milz/Pankreas 6**	Testen und zeichnen MP 6: Schienbein Innenseite 3 cun (= 4 Fingerbreit) über dem Innenknöchel 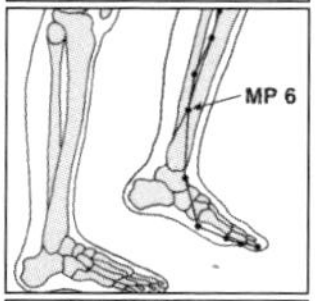
10	**Magen 36**	Testen und zeichnen Ma 36: Schienbein Außenseite 3 cun (= 4 Fingerbreit) unter der Unterkante der Kniescheibe, 1 Daumenbreite lateral der Schienbeinkante 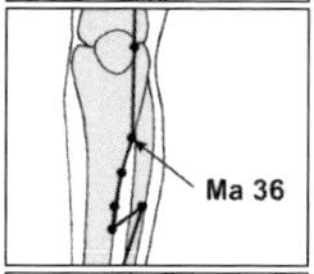
11	**Gallenblase 34**	Testen und zeichnen Gb 34: Unterschenkel unter dem Knie, außen an der Hosennaht, vor und unter dem Fibulaköpfchen (Wadenbeinköpfchen). Am besten tastbar bei gebeugtem Knie (oberhalb vom Magenpunkt 36) 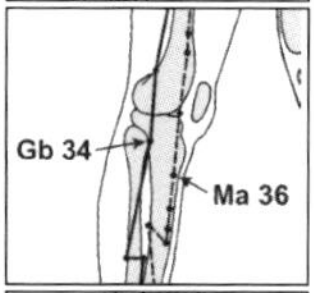
12	**Gallenblase 44**	Testen und zeichnen Gb 44: Vierter Zeh, am Nagelbett außen 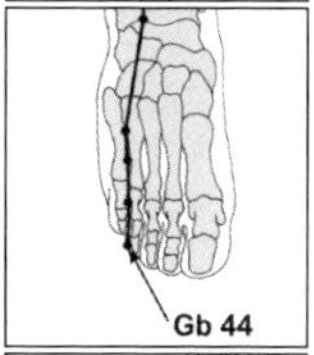
13	**Blase 67**	Testen und zeichnen Bl 67: Kleiner Zeh, am Nagelbett außen 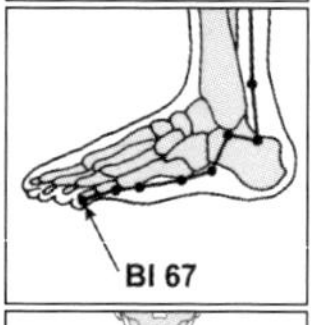
14	**Schilddrüsenpunkt***	Testen und zeichnen KG 22: Hals Mitte, in der Grube. Alternativ statt Umkehrzeichen das Sonnenzeichen (Kreis mit Punkt) malen. 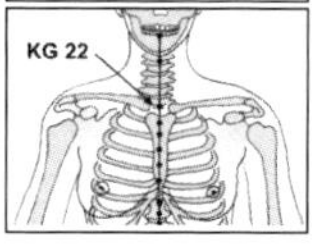

15	**Kreislaufpunkt***	Testen und zeichnen Ni 27: Links, neben dem Brustbein, unter dem Schlüsselbein 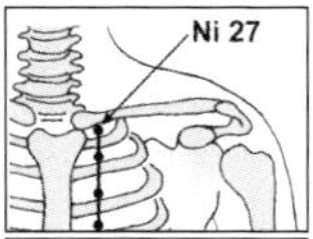
16	**Mykosenpunkt***	Testen und zeichnen Ma 16: Links, dritter Zwischenrippenraum (Interkostal). Ab Vektor 5 vier senkrechte Striche drauflegen und erneut testen und ab Vektor 3 vier senkrechte Striche malen 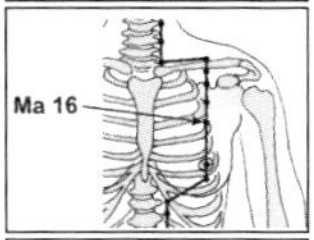
17	**Toxinpunkt (Amalgam)***	Testen und zeichnen Di 19: Rechts im Gesicht in der Vertiefung unter dem rechten Nasenflügel 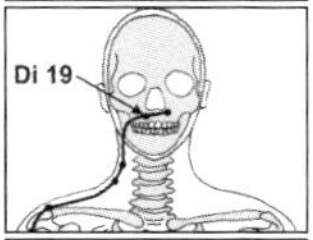
18	**Allergiepunkt***	Testen und zeichnen Dü 19: Rechts vor dem rechten Ohr, wo eine Kuhle entsteht, wenn der Mund auf- und zugemacht wird 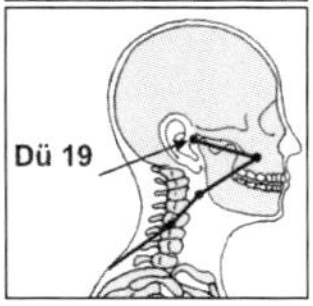

4. Organmeridian und Wirbelsäule nachtesten:

- Vergleich des aktuellen Zustands des Organmeridians mit dem Ergebnis vor dem Bemalen. Sollte sich hier noch ein negativer Ausschlag zeigen, ist Folgendes zu berücksichtigen:

    1. Ein oder auch mehrere Punkte müssen eventuell korrigiert werden
    2. Es gibt ein Störfeld durch Narben oder auch durch zu behandelnde Zähne
    3. Ein Organ muss direkt mit Zeichen versehen werden

- Vergleich des aktuellen Zustands der Wirbelsäule mit dem Ergebnis vor dem Bemalen. Sollte sich hier noch ein negativer Ausschlag zeigen, der auf dem Organmeridian nicht getestet hat, kann es auf ein lokales Problem hindeuten. Zeichen können dann direkt auf oder neben der Wirbelsäule gemalt werden.

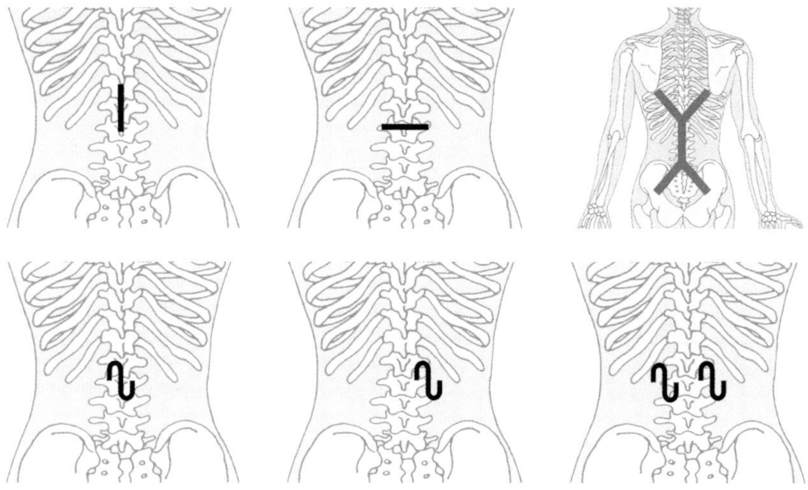

Dabei ist ein Strich senkrecht oder waagrecht das harmlosere Zeichen. Bei Problemen mit den Bandscheiben hat sich das Doppelypsilon in zwei Farben (rot, blau) gut bewährt. Sollte ein Strich nicht ausreichen, kann auch mal ein Sinus darauf oder daneben gemalt werden.

5. Dauer testen

Zum Schluss fragen wir ab, wie lange die Punkte nachgemalt werden sollen.

Zusammenfassung

Testfähigkeit überprüfen
Organmeridian Kopf
Wirbelsäule
Narben
Punkte testen – bemalen – nachtesten
Organmeridian Kopf
Wirbelsäule
Dauer austesten

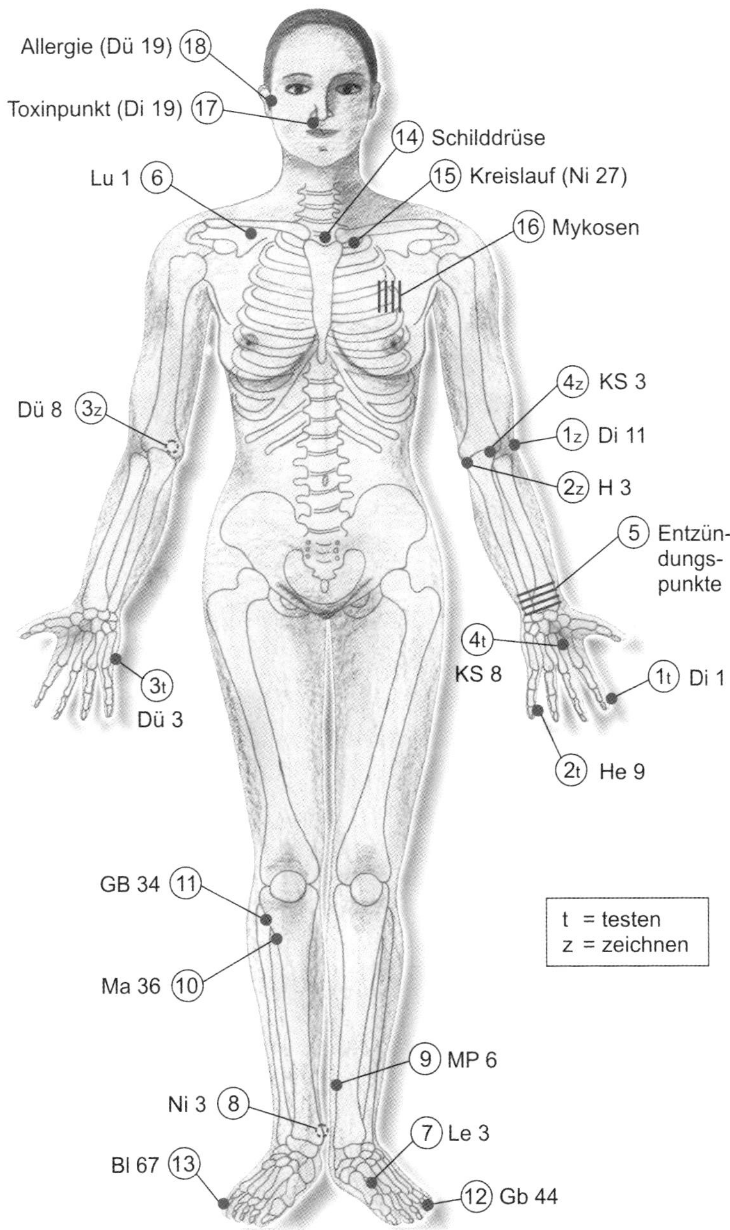
Allergie (Dü 19) 18
Toxinpunkt (Di 19) 17
14 Schilddrüse
Lu 1 6
15 Kreislauf (Ni 27)
16 Mykosen
4z KS 3
Dü 8 3z
1z Di 11
2z H 3
5 Entzün-dungs-punkte
4t
KS 8
1t Di 1
3t
Dü 3
2t He 9
GB 34 11
t = testen
z = zeichnen
Ma 36 10
9 MP 6
Ni 3 8
7 Le 3
Bl 67 13
12 Gb 44

Ablaufschema Energiebalance

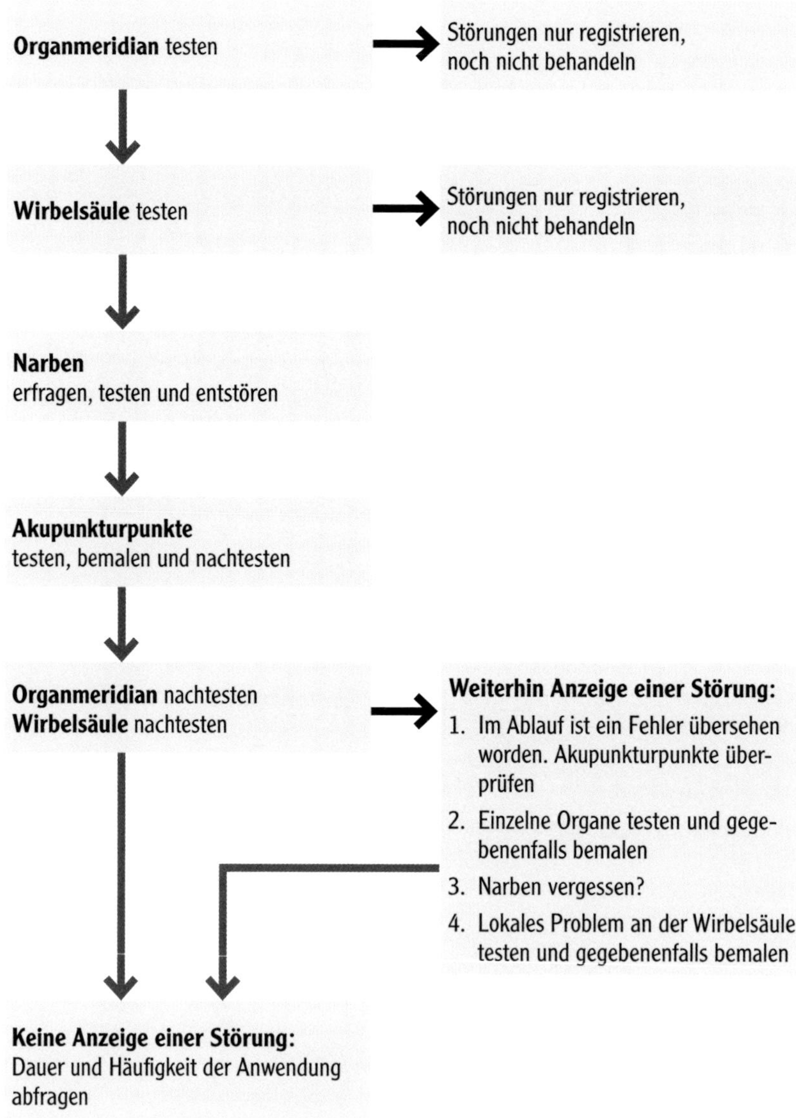

„Nicht weil Dinge schwierig sind, wagen wir sie nicht, sondern weil wir sie nicht wagen, sind sie schwierig.“
Seneca

Hormonbalance

Inspiriert durch meine Schüler und Kollegen habe ich die Hormonbalance weiterentwickelt. Die meisten Punkte der Hormonbalance können beidseitig getestet und bemalt werden. Dadurch kann gezielt auf die Drüsenfunktion ausgleichend eingewirkt werden. Da das Drüsensystem zur Steuerungsebene des Körpers gehört, muss sehr vorsichtig damit umgegangen werden.

Beschreibung der Punkte

Folgende Punkte[10] haben sich als gute Ergänzung erwiesen:

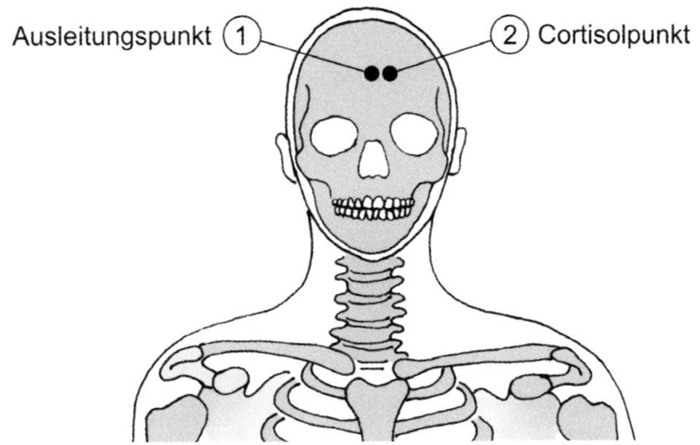

10 Punktbeschreibung mit freundlicher Unterstützung von Regina Überrück www.praneolahn.de

1. Ausleitungspunkt

Lage: Zeichnung Punkt 1. Er befindet sich in der Mitte der Stirn, oberhalb vom 3. Auge.

Empirisch erprobt: Dieser Punkt testet manchmal bei der Ausleitung von Schwermetallen und kann dann bemalt werden. Manche Anwender haben die Erfahrung gemacht, dass er wie Koriander wirkt, d.h. dass er die Nervenzellen öffnet und die darin enthaltenen Schwermetalle und andere Gifte freigibt. Da dabei auch Schwermetalle in die Zellen eindringen können, empfehle ich, diesen Punkt erst zu behandeln, wenn Grundkenntnisse der Schwermetallausleitung vorhanden sind.[11]

2. Cortisolpunkt

Lage: Zeichnung Punkt 2. Nur links, 1 Fingerbreit vom Ausleitungspunkt.

Empirisch erprobt: Dieser Punkt reguliert die natürliche Ausschüttung von Cortisol, das in den Nebennieren produziert wird. Es hilft, Entzündungen zu lindern, wie Arthrose, Arthritis, Neurodermitis, Autoimmunerkrankungen, etc. Durch das Bemalen wird das synthetische Kortison nicht ausgeleitet, wie irrtümlicherweise oft gefragt wird. Das geschieht durch die Wasserübertragung.

Alle weiteren Punkte werden auf beiden Seiten getestet und gegebenenfalls mit einem Zeichen bemalt.[12]

Sie liegen auf dem Meridian des Dreifachen Erwärmers (3EW) und sind meistens auf dessen Akupunkturpunkte lokalisiert. Die Zahl des Akupunkturpunktes stimmt nicht mit der Zahl der Reihenfolge der Hormonbalance überein. So liegt z.B. der dritte Punkt der

---

11 Siehe „Gesunde Entgiftung mit Zeichen"

12 Der Vektorenkreis, mit dem das passende Zeichen ermittelt wird, wird im „PraNeoHom© Lehrbuch Band 1" oder „Gesund mit Wasser und Zeichen" erklärt.

Hormonbalance auf dem fünften Punkt des Dreifachen Erwärmers 3EW5. In der Regel werden Umkehrzeichen gemalt, wie auch schon auf den Punkten der Energiebalance. Ein Umkehrzeichen ist der Sinus oder dessen Verstärkung mit Strichen. Ausnahme ist der Punkt 3EW5, an dem wir den Dreifachen Erwärmer direkt beeinflussen. Hier ist es ratsam, das Sonnenzeichen zu malen, d.h. einen Kreis mit Punkt.

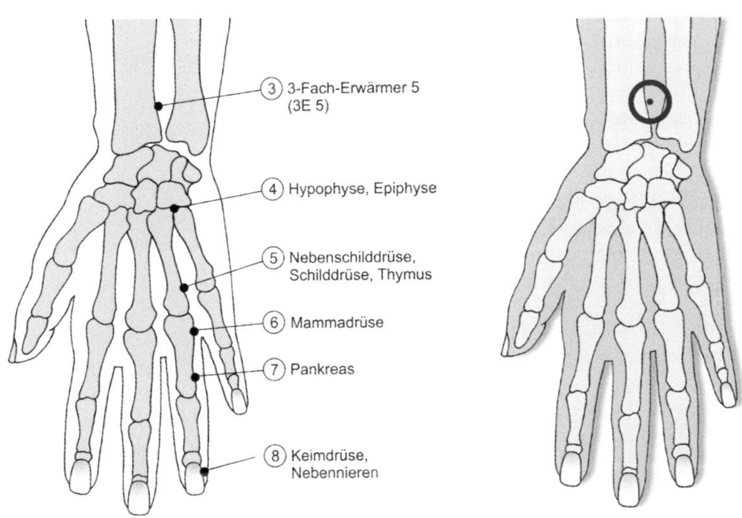

3. Der Dreifache Erwärmer

Lage: Zeichnung Punkt 3 (3EW5) wird beidseitig bemalt. Am Unterarm 2 daumenbreit oberhalb der Handgelenksfalte

Empirisch erprobt: Vorsicht beim Anbringen von Umkehrzeichen (Sinus und die Varianten mit Strichen), da dieser Punkt ähnlich wie der Schilddrüsenpunkt mit plötzlichen unangenehmen Reaktionen verbunden sein kann. Es hat sich gezeigt, dass das Sonnenzeichen hier eine ausgleichende Wirkung hat ohne Nebenwirkungen. Er testet oft in den Wechseljahren, bei Hitzewallungen, aber auch bei kalten Händen und Füßen und generell bei Problemen mit der Körpertemperatur, auch bei Fieber.

4. Hypophyse und Epiphyse

Lage: Zeichnung Punkt 4 (3EW4) Handrücken Gelenkspalt zwischen Ringfinger und Handwurzelknochen.

Empirisch erprobt: bei Schlafstörungen (Narkolepsie), Schnarchen, Wachstumsstörungen, u.a.

5. Schilddrüse, Nebenschilddrüse und Thymus

Lage: Zeichnung Punkt 5 (3EW3) am Handrücken zwischen Ringfinger und kleinem Finger auf Höhe von Dünndarm 3.

Empirisch erprobt: Hier kann die Schilddrüsenfunktion reguliert werden, ohne unangenehme Nebenwirkungen.

6. Milchdrüse – „Mammadrüse“

Lage: Zeichnung Punkt 6 (3EW2) zwischen Ringfinger und kleinem Finger an der Schwimmhaut.

Empirisch erprobt: Bei Problemen beim Stillen (z.B. zu wenig Milch), aber auch bei Brustentzündung.

7. Pankreas

Lage: Zeichnung Punkt 7, Ringfinger außen, proximal vom Mittelgelenk.

Empirisch erprobt: Wurde schon eingesetzt bei Diabetes Typ I und II. Wirkt sich positiv auf den Cholesterinspiegel aus.

8. Keimdrüsen und Nebennieren

Lage: Zeichnung Punkt 8 (3EW1) Ringfinger Nagelbett außen.

Empirisch erprobt: Bei Wechseljahr- und Menstruationsbeschwerden. Fehlende Perioden setzen oft schlagartig ein. Beim Mann bei Potenz- und Prostataproblemen.

	Akupunkturpunkte	Lokalisierung
1	**Ausleitungspunkt**	Stirn Mitte, oberhalb vom 3. Auge
2	**Cortisolpunkt**	Nur links 1 Fingerbreit vom Ausleitungspunkt
3	**Dreifache Erwärmer** 3EW5	Am Unterarm daumenbreit oberhalb der Handgelenksfalte
4	**Hypophyse, Epiphyse** 3EW4	Handrücken Gelenkspalt zwischen Ringfinger und Handwurzelknochen
5	**Schilddrüse, Nebenschilddrüse, Thymus** 3EW3	Am Handrücken zwischen Ringfinger und kleinen Finger auf Höhe Dü 3
6	**Mammadrüse** 3EW2	Zwischen Ringfinger und kleinen Finger an der Schwimmhaut
7	**Pankreas**	Ringfinger außen, proximal vom Mittelgelenk
8	**Keimdrüsen, Nebennieren** 3EW1	Ringfinger Nagelbett außen

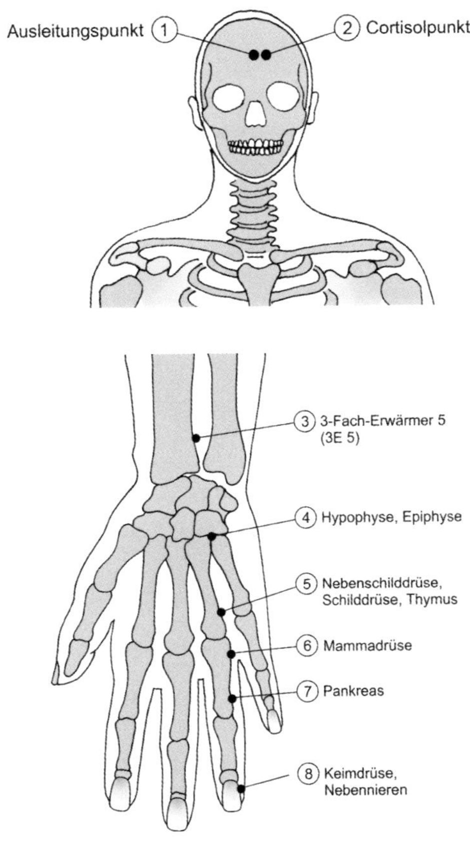

„Wer viel Geld hat, ist reich. Wer keine Krankheit hat, ist glücklich."
Chinesisches Sprichwort

Hormonkreislauf und endokrine Drüsen

Hormone[13] sind biochemische Botenstoffe, die Informationen von einem Organ zum anderen vermitteln. Sie werden in Hormondrüsen gebildet, in den so genannten endokrinen Drüsen. Die dort gebildeten Hormone werden direkt ins Blut abgegeben.

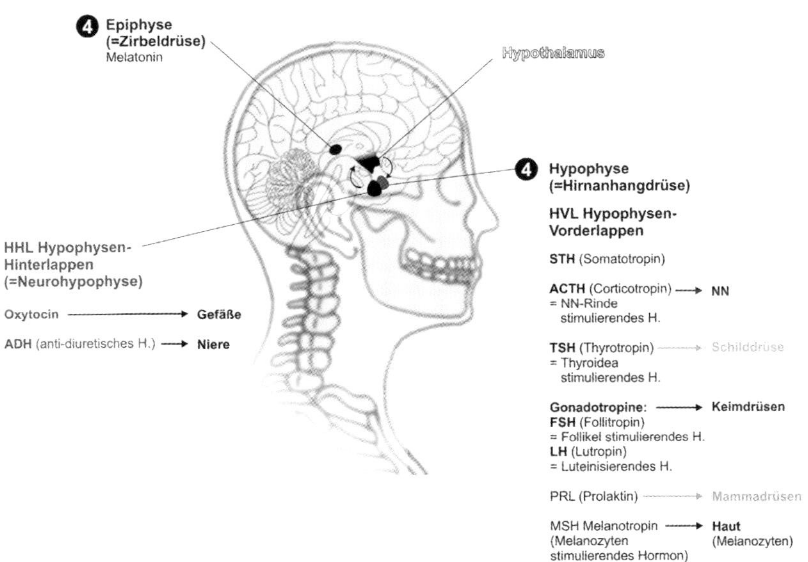

Die Farben auf der Abbildung[14] entsprechen den Farben der Chakren, die durch diese Drüsen beeinflusst werden und umgekehrt. Die zugeordneten Zahlen entsprechen den Punkten der Hormonbalance,

13 Quelle: www.wikipedia.org
14 Farbversion steht bereit auf der Webseite www.praneohom.de unter „Downloads".

d.h. am vierten Punkt werden sowohl die Hypophyse als auch die Epiphyse getestet.

Die Hypophyse und der Hypothalamus

Steuerungszentrale

Die Hypophyse oder Hirnanhangsdrüse liegt in Höhe der Nase mitten im Kopf, hinter dem dritten Auge. Ihre Hormonsekretion wird durch sogenannte Releasing- und Inhibiting-Hormone des Hypothalamus gesteuert.

Der Hypothalamus ist das wichtigste Steuerungszentrum des vegetativen Nervensystems. Er stellt sozusagen unseren Chefsekretär dar und bekommt die physischen Impulse, sowie die unserer Gefühle und Gedanken. Diese verteilt der Hypothalamus an die richtigen Stellen, die Gedanken ans Gehirn und die Gefühle und Emotionen werden an die Drüsen weitergeleitet.

Die Hypophyse besteht aus zwei Lappen, dem Hypophysen-Vorderlappen HVL und dem Hypophysen-Hinterlappen HHL oder auch Neurohypophyse genannt.

Folgende Hormone werden vom Hypophyse-Vorderlappen ausgeschüttet und wandern in die entsprechenden Drüsen:

- STH Somatotropin, Wachstumshormon
- ACTH Corticotropin, Nebennierenrinde-stimulierendes Hormon, wandert in die Nebennieren NN
- TSH Thyrotropin, Thyroidea-stimulierendes Hormon, wandert in die Schilddrüse
- Gonadotropine wandern in die Keimdrüsen (Eierstöcke und Hoden)
  - FSH Follitropin, Follikelstimulierendes Hormon
  - LH Lutropin, Luteinisierendes Hormon
- PRL Prolactin wandert in die Mammadrüsen

Gesund mit Wasser und Zeichen

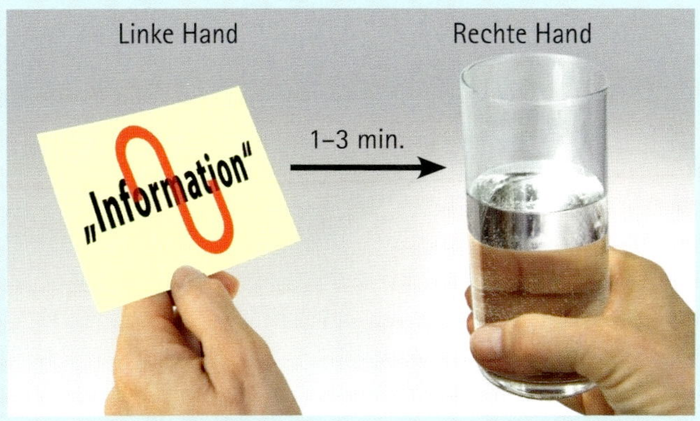

Die Wasserübertragung

Information mit Zeichen auf einen Zettel schreiben. Diesen in die linke Hand und ein Glas mit Wasser in die rechte Hand nehmen, Linkshänder umgekehrt. Die Beine sollten nicht überkreuzt sein. 1-3 Min. die Information lesen/anschauen. Anschließend das Wasser riechen und trinken.

Negative, unverträgliche Information mit Sinus löschen. Danach mit Ypsilon stabilisieren.

Beispiel: Bei einem Herpesausbruch Dauer, Zeichen und Information austesten: z.B. drei Tage lang „Herpes" mit Sinus auf Wasser übertragen und trinken. Nach den drei Tagen die Wasserübertragung zwei Tage mit Ypsilon fortsetzen.

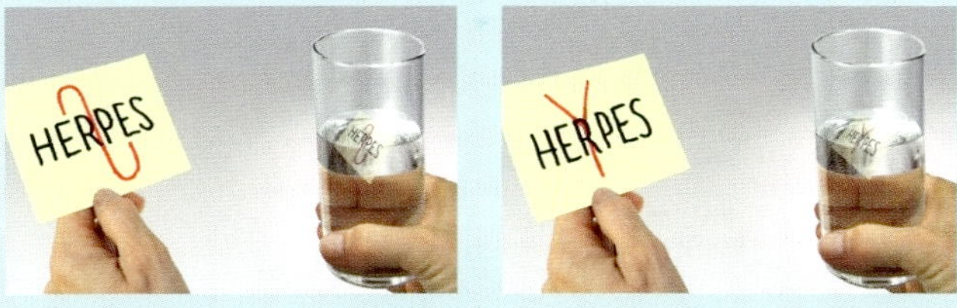

Weitere Informationen, Bezugsadressen für Einhandruten sowie alles über meine Bücher und Seminare auf: www.praneohom.de

Layena Bassols Rheinfelder
Heilpraktikerin, Buchautorin und Dozentin
layena@praneohom.de, www.praneohom.de

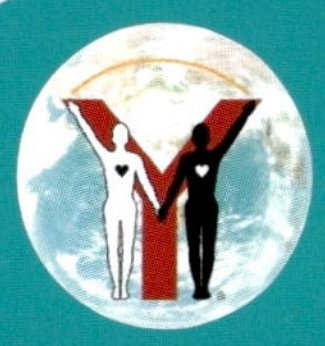

Heilen mit Zeichen – Gesund mit Zeichen

Das Testen

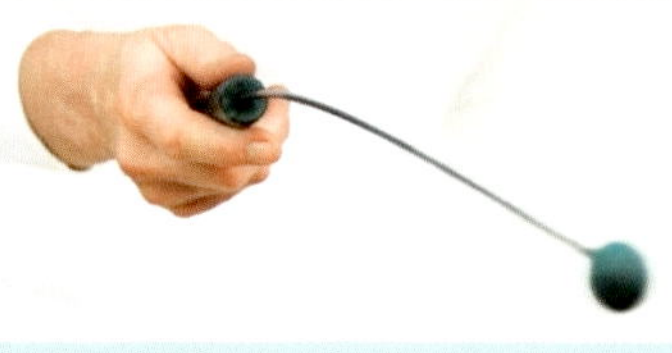

Nehmen Sie eine Einhandrute in die rechte Hand und halten Sie sie entspannt vor sich, Linkshänder umgekehrt. Die Beine sollten nicht überkreuzt sein.

Denken Sie an etwas Schönes und beobachten Sie den Rutenausschlag. Dieser steht für „ja" bzw. „verträglich". Ist er horizontal oder vertikal?

Danach denken Sie an etwas Negatives, Unangenehmes. Der Ausschlag, den Sie nun beobachtet haben, steht für „nein" bzw. „unverträglich".

Nun nehmen Sie das Testobjekt in die linke und die Rute in die rechte Hand, um Verträglichkeitstestungen durchzuführen, Linkshänder umgekehrt. Öfters üben.

Auf diese Weise werden Zeichen, Dauer und die passende Information für die Wasserübertragung ausgetestet.

Die wichtigsten Zeichen

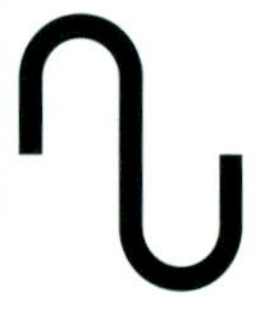

Sinus löscht, kehrt um, schafft Ordnung, wandelt unverträgliche Informationen in verträgliche – kann Wunder bewirken.
Achtung: Dies gilt auch umgekehrt. Verträgliches kann dann unverträglich werden!

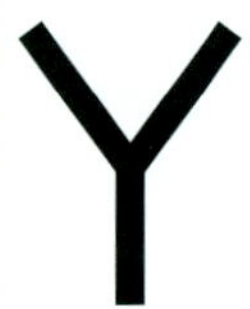

Ypsilon verstärkt Positives, bringt in Einklang, stabilisiert, bringt in Fluss. Das Y wirkt stets positiv.

Zeichen auf den Körper malen

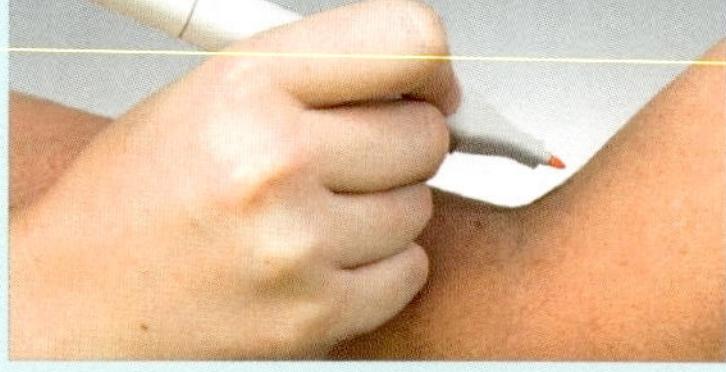

Sinus

Sinus auf disharmonische Stellen malen (Schmerz, Mückenstich, etc.)

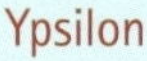

Ypsilon

Ypsilon bei Stauproblemen auf Ödeme und geschwollene Glieder malen. Kann auch anders herum gemalt werden. Richtung austesten.

- MSH Melanotropin, Melanozyten-stimulierendes Hormon, wandert in die Haut (Melanozyten) und ist zuständig für die Pigmentierung

In der Neurohypophyse werden zwei Hormone gebildet:
- Oxytocin: Man spricht vom Liebeshormon, da es die emotionale Bindung zwischen Menschen ermöglicht. Es beeinflusst das Verhalten ganz allgemeiner sozialer Interaktionen, gleichzeitig auch das der Geschlechtspartner oder der Bindung zwischen Mutter und Kind. Es ist ebenso als das Wehen-Hormon bekannt und bewirkt Kontraktionen der Gebärmutter während der Geburt (Wehen fördernd). Außerdem regt es in der Milchdrüse die Milchausschüttung an.
- ADH: Das Antidiuretisches Hormon regelt die Wasserresorption in den Nieren, dadurch wird der Urin stärker konzentriert (gleichzeitig steigt der Blutdruck).

Die Hypopyhse steuert die Funktion der Schilddrüse durch das Hormon TSH (Thyreoidea-stimulierendes-Hormon) im Rahmen des thyreotropen Regelkreises.

Die Epiphyse – Zirbeldrüse

Jungbrunnen

Sie steuert die innere Uhr, reguliert den Schlaf und erhöht unsere Intuition. Verbunden mit dem Scheitelchakra spricht man dieser Drüse viele positive Eigenschaften zu.

Unter anderem wird hier das Melatonin produziert, das in den Abendstunden vermehrt ausgeschüttet wird. Es trägt zur Schlafeinleitung bei und hat krebshemmende Eigenschaften. Es ist eines der stärksten Antioxidantien. Die höchste Konzentration findet sich im Blut um 3 Uhr morgens. Elektrosmog und auch gewöhnliches

Licht hindern die Ausschüttung dieses Hormons. Daher schlafen wir nicht so gut bei Vollmond, auch wenn die Straßenbeleuchtung in unser Schlafzimmer scheint oder zu viel Elektrosmog vorhanden ist.

Fluorid, wie es im Speisesalz und in vielen Zahnpasten vorkommt, schädigt die Zirbeldrüse, denn das Fluorid sammelt sich in ihrem Gewebe an und lässt sie schließlich verhärten. Quecksilber, Koffein, Tabak, Alkohol und raffinierter Zucker und durch Strahlungsfelder erzeugter Elektrosmog, aber auch Hormone, können die Zirbeldrüse, beeinträchtigen. Lässt die Zirbeldrüse in ihrer Funktion nach, setzt der physische und psychische Alterungsprozess ein.[15]

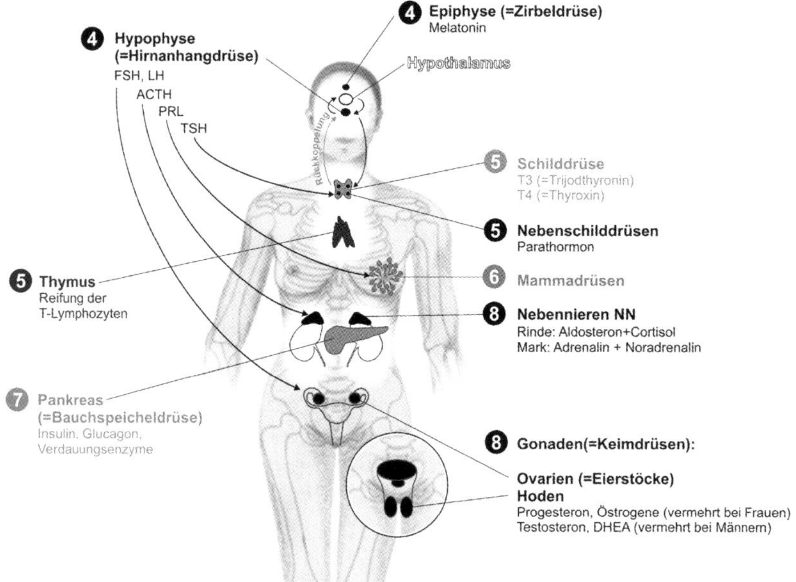

Hormonkreislauf[16]

15 Quelle: www.zentrum-der-gesundheit.de/zirbeldruese-ia.html
16 Farbversion steht bereit auf der Webseite www.praneohom.de unter „Downloads“.

Die Schilddrüse

Unser Gaspedal

Die Schilddrüse befindet sich am Hals unterhalb des Kehlkopfes vor der Luftröhre. Sie hat die Form eines Schmetterlings und liegt schildartig unterhalb des Schildknorpels. Sie wirkt im menschlichen Körper wie das Gaspedal im Auto. Haben wir eine Überfunktion (Hyperthyreose), laufen wir auf Vollgas mit den entsprechenden Symptomen: Herzklopfen, Heißhunger mit Abmagern, Schweißausbrüche, Nervosität. Bei einer Unterfunktion (Hypothyreose) haben wir zu wenig Antrieb. Symptome sind Müdigkeit, Übergewicht, Trägheit, Kälteempfindlichkeit, u.a.

Folgende Hormone werden von der Schilddrüse produziert:
- Trijodthyronin (T3)
- Thyroxin (T4)

Sie sind lebenswichtige Hormone. Sie wirken in fast allen Körperzellen, und regen dort den Energiestoffwechsel an.

Da diese Hormone jodhaltig sind, ist für deren Produktion eine ausreichende Zufuhr von Jod über die Nahrung notwendig. Ist dies nicht gewährleistet, kommt es zu einer Kropfbildung (Struma). Um das zu vermeiden, wird hierzulande das Kochsalz und in einigen Ländern sogar das Trinkwasser (Schweiz, Schweden, USA.) mit Jod versetzt. Leider besteht der Verdacht, dass bei Menschen, die nicht an einem Jodmangel leiden, diese Pflichtjodierung zu Autoimmunerkrankungen der Schilddrüse, wie der Hashimoto-Thyreoiditis führen kann.

Die Umwandlung von T4, dem Speicherhormon, in T3, die aktive Form, geschieht in der Leber und braucht dazu Coenzym Q10. Oft tritt eine Konversionsstörung auf durch Medikamente, wie Cholesterinsenker, Betablocker und Statine, die den Coenzym Q10-Spiegel senken. Des Weiteren braucht die Schilddrüse für ein gutes Funktionieren genügend Selen.

Die Nebenschilddrüsen

Calciumregulation

Es handelt sich um zwei linsengroße Organpaare, die neben der Schilddrüse sitzen und das Parathormon bilden, ein Hormon, welches den Calciumspiegel im Körper reguliert.

Der Thymus

Die Drüse unserer Freude und Emotionen

Der griechische Name ist týmos und heißt übersetzt Seele, Vitalenergie. Der Thymus befindet sich in der Mitte des Brustkorbs, da wo das Herzchakra sitzt und ist ein Organ des Lymphsystems. Unsere Abwehrzellen, die T-Lymphozyten-Vorläufer, wandern aus dem Knochenmark über die Blutbahn in den Thymus und machen dort eine Reifung durch zu ausdifferenzierten T-Lymphozyten. Mit Einsetzen der Pubertät bildet sich der Thymus zurück, da dann die Reifung in den Lymphknoten und der Milz stattfindet. Trotzdem wirkt er bei Erwachsenen weiter und reagiert auf Erreger und Toxine, indem er sich zusammenzieht. Der Thymus wächst, wenn wir glücklich sind, und zieht sich zusammen, wenn wir gestresst bzw. krank sind. Er reagiert auch auf Farben, Licht, Geschmack, Gedanken, Wörter und Gesten. Auf negative Gedanken reagiert er stärker als auf Erreger. Liebe und Hass beeinflussen ihn außerordentlich. Bei positiven Gedanken expandiert er. Wir haben dann das Gefühl, dass unser Herz ganz groß ist. Oder im Gegenteil fühlen wir bei Angst eine Enge in der Brust. Das alles ist Ausdruck unserer Thymusdrüse. Sein Befinden drückt nicht nur den Zustand unseres Immunsystems aus, sondern auch den unserer Sinne, Bewusstsein und der Sprache. Hier sehen wir, wie stark unsere Heilung von unseren Gedanken und Stimmungen abhängt.

Die weibliche Brust – „Mammadrüse"

Unser Spürorgan

Sitz ist die weibliche Brust und ihre biologische Funktion, das Stillen mit Muttermilch. Ihre zweite wesentliche Funktion ist ihre Anziehungskraft auf potentielle Partner. Die Brüste – vor allem die Brustwarzen – gehören zu den erogenen Zonen, den sensibelsten Zonen des Körpers der Frau. Sie sind die Antennen ihres Herzens, mit denen sie fühlt und wahrnimmt. Liebevolle Zuwendung ist der beste Schutz, um sie in einem gesunden Zustand zu bewahren.

Übung 1: Setzen Sie sich hin und umkreisen Sie Ihre beiden Brüste gleichzeitig ganz leicht mit den Mittelfingern. Kreisen Sie abwechselnd in die eine und andere Richtung. Wenn Sie möchten, können Sie unterstützend dafür eine Creme auf natürlicher Basis verwenden oder auch ein schönes Öl. Dann lassen Sie Ihren Atem in die Brustwarzen wandern. Stellen Sie sich vor, die Brustwarzen strecken sich der Sonne entgegen, und nehmen die Energie der Sonne auf. Und indem die Brüste die Energie der Sonne aufnehmen, fahren Sie ihre geistigen Antennen aus.

Übung 2: Wann immer Sie einem Menschen begegnen oder einen neuen Raum betreten, stellen Sie sich vor, Ihre Brustwarzen seien Antennen und könnten Ihnen Informationen über das Gegenüber geben. Nehmen Sie das, was Ihre Brustwarzen signalisieren, als reine energetische Empfindung ohne Worte wahr. Fühlen Sie in der betreffenden Situation, wie sich Ihre Brustwarzen anfühlen. Richten sie sich auf oder ziehen sie sich zurück? Sind sie durchflossen von Freude und Leichtigkeit, so wie ein junger Haselnussbaum sich dem Frühling entgegenstreckt, oder fühlen sie sich bedrückt an? Nutzen Sie Ihre Wahrnehmung ohne zu urteilen.

Mein Lehrer Dheeraj, von dem ich Tibetan Pulsing Healing gelernt habe, war neidisch auf die Frauen. Er sagte uns, die Frauen wären gesegnet mit Brüsten, die die Antennen ihres Herzens seien. Betritt ein Mann einen Raum, steckt er den Kopf rein, schaut sich um und bildet sich ein Urteil. Betritt eine Frau einen Raum, so geht sie mit aufrechtem Haupte hinein und fühlt über ihre Brüste, wie es sich in diesem Raum anfühlt.

Die weibliche Hirschübung[17] ist sehr zu empfehlen für die Brüste und den Hormonkreislauf der Frau. Dabei werden die Brüste kreisförmig in beiden Richtungen massiert. Zusätzlich wird die Beckenboden-Übung gemacht, das Zusammenziehen und Entspannen der Beckenbodenmuskulatur[18]. Die Taoisten sprechen von einer Verjüngungskur für die Frau.

Die Bauchspeicheldrüse (Pankreas)

Genuss und Süße

Die Bauchspeicheldrüse ist ein keilförmiges Organ, das im Bauchraum liegt und mit einem Ausführungsgang in den Zwölffingerdarm mündet. Hier werden die Verdauungsenzyme ausgeschüttet (Sektretin, Pankreozymin, Trypsinogen, Chymotrypsinogen, Carboxyl-Peptidase, α-Amylase und Lipase). Diese werden im exokrinen Teil des Pankreas produziert.

Im endokrinen Teil der Drüse werden das Insulin, Glucagon, Somatostatin und das Pankreatische Polypeptid synthetisiert.

Das Insulin ist lebensnotwendig, um den Zucker in die Zellen zu transportieren. Beim Diabetiker ist die Insulinfunktion gestört. Beim Typ I wird ungenügend Insulin gebildet. Dadurch kommt es zu erhöhten Blutzuckerwerten. Beim Typ II oder Altersdiabetiker tritt eine Insulinresistenz auf. Das Insulin kann seine Aufgabe nicht

17 Quelle: Taoistische Schlafzimmergeheimnisse, Windpferd Verlag
18 Beckenboden – wie Sie den Alltag zum Training nutzen, Irene Lang-Reeves

erfüllen. Die Aufnahme des Zuckers in die Zelle ist gestört, trotz vorhandenen Insulins.

Die Nebennieren

Angst und Überleben

Die Nebennieren liegen oberhalb der Nieren. Sie bestehen aus der Nebennierenrinde und dem -mark. Die Nebennierenrinde produziert aus Cholesterin, auch Cholesterol genannt, folgende Hormone:

- Aldosteron, reguliert die Konzentration von Kalium und Natrium
- Glukokortikoide wie Cortisol, das körpereigene Kortison, das entzündungshemmend wirkt. Die Produktion der Glukokortikoide wird über das adrenokortikotrope Hormon (ACTH) aus der Hypophyse reguliert
- Sexualhormone, Androgene

Das Nebennierenmark produziert Adrenalin und Noradrenalin, die bei Angst- und Wutzuständen ausgeschüttet werden.

Die Keimdrüsen – Gonaden[19]

Sinnlichkeit und Fortpflanzung

Die Keimdrüsen, Hoden und Eierstöcke, sind jeweils paarig angelegt. Die Eierstöcke stellen die Eizelle bereit, während die Hoden die Samenzellen produzieren. Mann und Frau produzieren dieselben Sexualhormone, nur in verschiedener Konzentration. Sie stammen alle aus dem Cholesterin, das in der Leber produziert wird, und als Ausgangssubstanz für alle Sexualhormone dient.

Während bei Frauen die Hormone Östrogen und Progesteron überwiegen, sind es bei Männern die Hormone Testosteron und DHEA.

---

19 Dieses Kapitel wurde freundlicherweise von Dr. med. et Dipl. Psych. univ. Annelie F. Scheuernstuhl (Fachärztin für Allgemeinmedizin, Psychosoziale und Psychosomatische Medizin und Naturheilkunde, Diplom-Psychologin), Starnberg, und Dr. med. Almut Paluka (Gynäkologin), München, ergänzt und erweitert

- Östrogene fördern die Reifung einer befruchtungsfähigen Eizelle. Die Konzentration ändert sich erheblich im Verlauf des weiblichen Zyklus und ist in der ersten Hälfte höher. Nach der Menopause fällt die Östrogensynthese im weiblichen Körper stark ab.
- Progesteron, das Gelbkörperhormon, wird vor allem im zweiten Teil des weiblichen Zyklus in den Eierstöcken produziert. Es bereitet die Gebärmutterschleimhaut auf die Einbettung der befruchteten Eizelle vor.
- Beide Hormone haben aber auch noch vielfältigste andere Aufgaben im Körper. So hat Östradiol, das Stärkste der Östrogene, Wachstumskraft, was auch zu Problemen führen kann, wenn es nicht durch Progesteron balanciert wird. Progesteron wiederum nimmt auf so viele Stoffwechselprozesse Einfluss, dass es auch das Wohlfühlhormon genannt wird.

Der Mann produziert vermehrt die sogenannten Androgene, die eine vermännlichende Wirkung haben:

- Das Wichtigste ist das Testosteron, es macht den Mann zum Mann und baut bei beiden Geschlechtern Muskulatur auf, gibt Kraft, Ausdauer, Durchsetzungsvermögen u.v.m.
- Das DHEA (Dehydroepiandrosteron) kann sich wie ein Östrogen oder wie ein Androgen verhalten. Es ist eine Vorstufe sowohl für die männlichen Sexualhormone (Androgene) als auch für weiblichen Sexualhormone (Östrogene). Es beeinflusst den Stoffwechsel stark positiv und wird deshalb Verjüngungshormon genannt.

Gesteuert wird die Produktion von Sexualhormonen durch die Hypophyse im Gehirn über die Steuerungshormone, die Gonadotropine (FSH und LH).

Die Ausgangssubstanz der Sexualhormone ist das Cholesterin. Daraus wird Pregnenolon produziert und dieses wandelt sich in Progesteron, DHEA, Testosteron und Östrogene um.

"Die reinste Form des Wahnsinns ist es, alles beim Alten zu lassen und gleichzeitig zu hoffen, dass sich etwas ändert"
Albert Einstein

Bioidentische Hormone

Wie neue Erkenntnisse zeigen, haben wir eine Östrogendominanz auf der Erde, verursacht durch das unkontrollierte Verabreichen von künstlichen, östrogenähnlichen Medikamenten. Dies betrifft die Pille und die in der Menopause verschriebenen Hormone (Hormonersatztherapie HET). Auch in der Fleischindustrie werden den Tieren Hormone zum Wachstum gegeben. All dies hat die Hormonsituation weltweit gefährlich verschoben. Es hat dazu geführt, dass unsere Gewässer vermehrt weibliche Fische enthalten. Vermutlich hat der Anstieg von Krebs und anderen Zivilisationserkrankungen damit zu tun, da künstliches Östrogen unsere Blutgefäße schädigt und wachstumsfördernd wirkt.

Der Gegenspieler, das Progesteron, kann in natürlicher Form als Yamswurzel oder Bioidentisches Progesteron verabreicht werden und ist viel verträglicher für den Menschen.

Die Antibabypille

Die Antibabypillen sind Medikamente, die chemisch veränderte Östrogene und sog. Gestagene statt des natürlichen Progesteron enthalten. Sie beeinflussen die Eierstöcke in ihrer Funktion, indem sie die Bildung der natürlichen Hormone unterdrücken, da sie die Rezeptoren (= Andockstellen) der Zellen besetzen. Auch der Stoffwechsel wird negativ beeinflusst, was zu den vielfältigsten Beschwerden führen kann. Diese können sein: Schilddrüsenfunktionsstörungen, wie Unter- oder Überfunktion oder Entzündungen wie Hashimoto-Thyreoiditis aber auch Migräne, schnelle Erschöpfung, Konzentrationsstörungen, Libidomangel, Schwäche des Immunsystems mit gehäuften Infekten, hohem Blutdruck, Fettstoffwechsel- und Zuckerstoffwechselstörungen. Die Störung hängt davon ab, welche Art und Zusammensetzung der verwendeten körperfremden Stoffe an Stelle der natürlichen Hormone dem Körper zugeführt werden.

Die herkömmliche Hormonersatztherapie (HET)

Ebenso ist es bei der herkömmlichen Hormonersatztherapie (HET). Den Frauen in der Menopause werden künstliche Hormone verordnet, die im Körper die Östrogen- und Progesteronrezeptoren blockieren, indem sie die natürlichen Hormone vortäuschen. Großangelegte Studien in den USA und England haben nachgewiesen, dass diese Medikamente krebserregend sind. Durch die Östrogendominanz, die sie hervorrufen, können sie vermehrt zu Herzinfarkt und Schlaganfall führen und sind verantwortlich für viele weitere Leiden, wie Übergewicht, Myome, Migräne, u.v.m.

Presomen ist ein Medikament, welches aus dem Urin trächtiger Stuten gewonnen wird. Es enthält verschiedene Östrogenarten, die für Pferde natürlich sind, allerdings nicht für Frauen. Es ist das meistverkaufte Medikament für Frauen in den Wechseljahren weltweit und ganz sicher auch an dem gehäuften Auftreten von Brustkrebs mitverantwortlich, da es zu einer starken Östrogendominanz führt.[20]

Zudem haben wir heutzutage eine Östrogendominanz sowohl bei Frauen als auch bei Männern. Ursachen sind:

---

20 Quelle: „Natürliche Hormontherapie" von Dr. med. Annelie Scheuernstuhl, Kamphausen Verlag 2010

- Hormone im Trinkwasser. Die Pille und die HET gelangen durch unsere Ausscheidungen in unser Trinkwasser. Untersuchungen zufolge sind die Fische in unseren Gewässern schon vermehrt weiblich.
- Durch die Tierhaltung gelangen die Hormone, die den Tieren ins Futter gegeben werden, in unseren Speiseplan.
- Die PET Flaschen (Plastikflaschen) enthalten chemische Substanzen, die im Körper unsere Östrogenrezeptoren blockieren und somit Östrogene vortäuschen (Bisphenol A).
- Kosmetische Produkte enthalten Parabene, die hormonell aktiv sind.
- U.v.m.

Bioidentisches Progesteron

Progesteron ist im Körper der natürliche Gegenspieler von Östrogen. Die höchste Konzentration ist im Gehirn. Man spricht vom Wohlfühl-Hormon, da es ein natürliches Antidepressivum ist. Progesteron ist nicht zu verwechseln mit Gestagenen. Diese sind künstliche Medikamente, die als Progesteronersatz eingesetzt werden. Sie täuschen Progesteron vor und führen zu Krebs und weiteren Leiden, wie es bei den künstlichen Östrogenen der Fall ist.

Bei dem bioidentischen Progesteron ist dies nicht der Fall, da es sogar in der Lage ist, das Krebswachstum aufzuhalten. Es wird aus der mexikanischen Yamswurzel gewonnen und findet in manchen Ländern Anwendung als natürliches Verhütungsmittel. Es wird in der Menopause erfolgreich gegen Hitzewallungen und Schlafstörungen eingesetzt und hilft auch gegen Depressionen, da es einen starken Einfluss auf den Hirnstoffwechsel hat.

Darreichungsformen sind Progesteroncreme und Kapseln, aber auch Yamswurzelcreme, -Kapseln und -Zäpfchen. Diese sind auch für Männer im Alter geeignet. Es beugt Alzheimer, Herzinfarkt und Schlaganfall vor.

Hormone, wie auch das Progesteron, sind verschreibungspflichtig. Nicht jedoch die Yamswurzelprodukte[21].

Leider gibt es noch wenige ÄrztInnen, die sich mit bioidentischen Hormonen auskennen. Die Pharmaindustrie ist nicht daran interessiert, da diese nicht patentierbar sind und deshalb auch nicht teuer vermarktet werden können.

Dr. John R. Lee, ein Vorreiter auf diesem Gebiet, hat in seiner Praxis in Kalifornien/ USA schon seit den 70er Jahren große Erfolge mit Progesteron verzeichnet und Dr. Kathrin Dalton in England schon seit den 50er Jahren des vorigen Jahrhunderts. So ist auch die Argumentation, dass biologische Hormone nicht untersucht seien, (z.B. durch Studien, wie sie die Pharmaindustrie macht), irrelevant. Wir blicken auf über 50 Jahre Therapieerfahrung zurück und es sind, im Gegensatz zur herkömmlichen Therapie mit körperfremden Stoffen, bei bioidentischen Stoffen keine nennenswerten Nebenwirkungen unerwünschter Art aufgetreten.

21 Erhältlich in der Klösterl Apotheke, München, in der Donau-Apotheke in Neuburg/D und in vielen anderen Apotheken siehe Liste im Buch „Natürliche Hormone“ und auf der Webseite www.dr-scheuernstuhl.de

„Everything happens for me, not to me“
Frei übersetzt:
“Alles geschieht für mich, nicht mir“
Byron Katie

Narben und Tattoos

Äußere Narben

Narben und Tattoos können den Verlauf von Meridianen behindern. Auch wenn das Gewebe gut verheilt ist, kann sogar Jahrzehnte später noch eine energetische Blockade vorliegen. In solchen Fällen ist es ratsam, sie zu entstören. Dies kann durch Anbringen eines Striches erfolgen. Ein Strich polarisiert und wird somit zu einem Dipol und damit anziehend für die Energie des gestörten Meridians. Sollte der Strich nicht ausreichen (beim Nachtesten ist kein Ausgleich), kann das ausgetestete Umkehrzeichen gemalt werden (Sinus, Ein-Strich-Sinus oder Zwei-Strich-Sinus).

Nach der ausgetesteten Zeit braucht die Narbe nicht mehr bemalt zu werden und die energetische Störung ist behoben.

Vorgehensweise:

Austesten der Narbe: Mit der Rute in der Hand gehen Sie über die Narbe und prüfen, ob ein Vektor 5 bis 8 testet.

- An den Stellen, an denen ein negativer Ausschlag auftritt, wird mit einem Strich quer durch die Narbe der Ausgleich geschaffen.

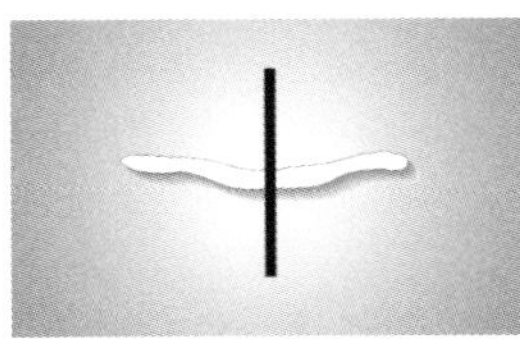

- Sollte ein Strich nicht genügen, können mehrere Striche oder in schweren Fällen sogar ein Umkehrzeichen: Sinus, Ein-Strich-Sinus oder Zwei-Strich-Sinus gemalt werden.

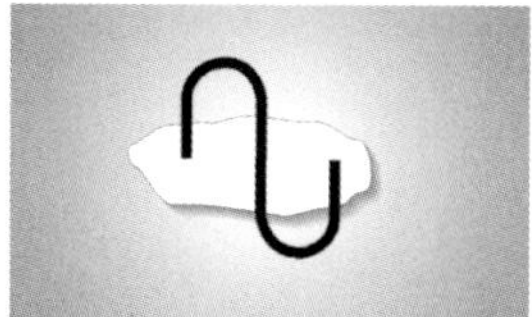

- Bei großflächigen Narben, wie von Verbrennungen, Pockenimpfung oder Tattoos, hilft es ebenfalls, einen Strich anzubringen. Dazu austesten, wo die dafür beste Stelle ist.

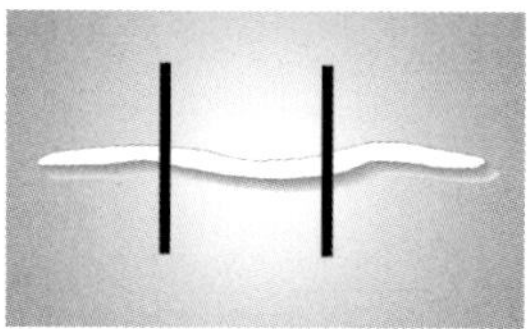

Bei jedem Zeichen, das Sie setzen, sollten Sie den Zeitraum austesten.

Innere Narben

Innere Narben werden durch Informationsübertragung entstört. Dies können sein: operierte Weisheitszähne, Knochenbrüche, Mandel- und Polypenentfernung, Dammschnitt oder -riss. Dafür wird die Information, z.B. „Dammschnittnarbe", auf einen Zettel geschrieben, mit dem Umkehrzeichen versehen und auf Wasser übertragen. Danach das Wasser riechen und trinken. Nach der ausgetesteten Zeit sollten Sie mit Ypsilon stabilisieren.[22]

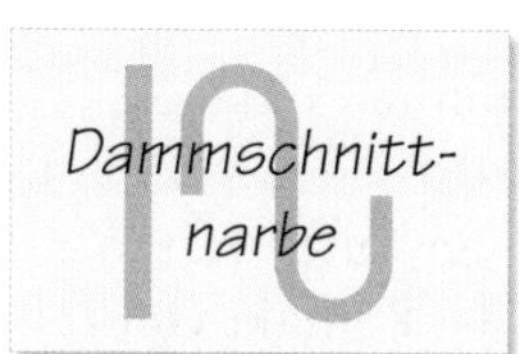

22 Siehe „PraNeoHom© Lehrbuch Band 1" oder „ Gesund mit Wasser und Zeichen"

Wenn du willst, was du noch nie gehabt hast,
dann tu, was du noch nie getan hast.

Ergänzungen

Radionische Behandlung

Die Erfahrung hat gezeigt, dass wir die Zeichen direkt auf den Körper malen, aber auch über ein Medium wirken lassen können. Das zeigte mir mein Kater Paganini. Als er mit Verletzungen von seinen nächtlichen Eskapaden heimkam, wusste ich mir nicht zu helfen. Wie sollte ich ein Zeichen auf eine Wunde bei einem Tier malen? Also machte ich ein Foto davon, legte es in eine Klarsichtfolie und malte das ausgetestete Zeichen darauf. Um mich zu vergewissern, dass das Zeichen auch auf den Kater wirkte, machte ich folgenden Versuch. Ich gab das Foto in der Klarsichtfolie mit dem ausgetesteten Zeichen, ein Zwei-Strich-Sinus, meinem Mann, der im Nebenzimmer war, und sagte ihm, er solle immer wieder das Foto aus der Klarsichtfolie herausnehmen und somit die Zeichen unwirksam machen und dann wieder hineintun, das Ganze ohne, dass ich es sehen konnte. Währenddessen habe ich am Kater direkt die Wunde getestet und ihm den Zustand mitgeteilt. Das Ergebnis hat mit dem korreliert, was mein Mann tat, das heißt, immer wenn das Foto in der Klarsichtfolie war, hatte ich einen positiven Rutenausschlag im Gegensatz zum negativen Rutenausschlag, sobald das Foto herausgenommen, und so der Kontakt von Zeichen und Bild unterbrochen wurde. Das war also mein Beweis, dass die Zeichen auf dem Foto einen direkten Einfluss auf das Tier hatten.

Die Heilung verlief dementsprechend erstaunlich schnell. Anschließend habe ich es mit anderen Fällen und Medien versucht, wie z.B. bei einem Uteruspolyp auf das Ultraschallbild zu zeichnen. Der Polyp verschwand in kürzester Zeit. Ebenso bei Zahn- und Zahnfleischproblemen malte ich Zeichen auf das Röntgenbild und stellte fest, dass sich der Zustand im Zahnbereich rasch besserte. Zu meinem Erstaunen konnte ich feststellen, dass die Wirkung dieselbe war, als wäre das Zeichen auf die Haut gemalt. Das Ergebnis meiner zahlreichen Fälle hat mir gezeigt, dass wir die Zeichen auch auf verschiedene Medien malen können mit erstaunlichen Ergebnissen. Hier eine Auswahl davon.

Zeichen können gemalt werden:

- Auf Fotos, z.B. bei offenen Wunden oder auf schwer erreichbare Körperstellen, wie dem Rücken, etc.
- Auf CTs, MRTs, Ultraschall- oder Röntgenbilder (Zahnärzte malen oft die Zeichen auf Röntgenbilder)
- Auch ein Bild von einem Anatomieatlas, z.B. Auge oder Ohr kann verwendet werden
- Auf ein gezeichnetes Bild von der Lippe, z.B. bei Lippenherpes
- Auf Bandagen, Gips oder Pflaster
- Auf eine Vorlage der Energiebalance. Die Zeichen statt auf die Akupunkturpunkte, auf die Vorlage malen

Zur Fernheilung benützen Anwender gerne Fotos oder Haare der Testperson oder vom Tier. Dadurch können Menschen und Tiere, die nicht vor Ort sind, getestet und behandelt werden.

Wichtig ist immer die Einhaltung der ethischen Regeln. Das heißt, wir testen und malen keine Zeichen ohne das direkte Einverständnis der Person.

Ich kann berichten, dass ich, während ich in Chile Seminare gab, eine E-Mail oder WhatsApp-Nachricht von einem Patienten bekam, der eine dringende Behandlung brauchte. Ich malte die Zeichen auf

Medien (meist Vorlagen der Energiebalance), fotografierte sie und schickte sie zurück, so dass der Patient immer darüber informiert war, was geschah. Oft teilte ich dem Patienten mit, das Bild jeden Tag anzuschauen und sich vorzustellen, dass die Zeichen auf den Körper gemalt sind. Dadurch nahm er aktiv an der Heilung teil. Dies ist allerdings nicht notwendig, wie wir an dem Fall von Paganini und vielen weiteren Fällen in über 20 Jahren gesehen haben. Der Effekt ist oft so unmittelbar und direkt, dass ich nur noch staunen kann. In manchen Fällen hat es sich positiv erwiesen, wenn der Patient zusätzlich eine Wasserübertragung durchführt. Dadurch kann eine komplette Behandlung auch auf Distanz vorgenommen werden.

Diese Art der Anwendung nennt sich radionische Anwendung.

Zeichen auf Vorlagen, z.B. der Energiebalance, wirken nur, wenn wir eine Absicht damit verbinden. Wenn wir die Vorlage benützen, um unsere Behandlung zu dokumentieren, wirken die Zeichen nicht auf den Patienten. Den Unterschied macht unsere Absicht aus. Wir sind der Motor, der die Verbindung herstellt und den Heilprozess in Gang setzt.

Da sich der Zeitraum schon mal ändern kann, empfehle ich bei der radionischen Anwendung auf den Zettel mit den Zeichen folgenden oder einen ähnlichen Satz zu schreiben:

„Wirkt radionisch, solange es der Heilung dient. Danke."

Damit stelle ich klar, dass die Zeichen nur solange wirken, wie sie der Heilung dienen. Ich teste zwar zusätzlich den Zeitraum aus und schreibe ihn dazu, vergewissere mich aber mit diesem Satz, dass die Zeichen automatisch nicht mehr wirken, wenn sie nicht mehr benötigt werden.

Warum ist das wichtig? Wenn wir die Zeichen direkt auf den Körper malen und der Zeitraum sich ändert, kann es sein, dass die Person vergisst, die Zeichen nachzumalen. Oder sie merkt, dass die Zeichen stören und kontaktiert den Behandler, um sich zu vergewissern, dass sie die Zeichen nachmalen soll.

Sind die Zeichen auf ein Blatt Papier gemalt und liegen in der Schublade, ist es schwieriger, einen Bezug zwischen den Beschwerden und den Zeichen herzustellen. Daher möchte ich mich vergewissern, dass die Zeichen nur solange wirken, wie sie der Heilung dienen. Das programmiere ich mit diesem Satz.

Testungen mit unterschiedlichen Ergebnissen

Wie kann es sein, dass trotz absichtslosen Testens unterschiedliche Anwender bei Testungen derselben Person zu verschiedenen Ergebnissen kommen? Diese Frage beschäftigt nicht nur Anwender der PraNeoHom©, sondern alle, die mit energetischer Medizin zu tun haben.

Beispiel: Ich gehe zum Homöopathen und bekomme Natrium muriaticum. Dann gehe ich zu einem anderen Homöopathen und der gibt mir Sepia. Welcher hat Recht? Anwender sind nicht austauschbar. Sie bringen ihre jeweilige Einzigartigkeit in den Prozess mit ein. Der Vorgang der Testung ist aufgrund dieser Einzigartigkeit weder wiederholbar noch überprüfbar. Anwender, Klienten und die Heilmethode stehen in einer Dreiecksbeziehung zueinander. Beim Austauschen des Anwenders ändert sich ein Puzzlestein in dem Dreieck und damit ändert sich natürlich auch das Ergebnis.

Jeder Anwender beeinflusst das Ergebnis auf seine ihm gemäße Weise. Diese Erfahrung entspricht genau den neuesten Erkenntnissen der Quantenphysik. Dies ist unter „Bells Lehrsatz“ bekannt:

Der Beobachter beeinflusst die Beobachtung (Testung) auch dann, wenn ihm dies nicht bewusst ist.

Ein Beispiel dazu:

Licht kann zwei verschiedene Formen annehmen: Welle oder Teilchen (Photon). Der Forscher, der nach Licht in Form von Wellen sucht, wird diese finden. Wenn er allerdings auf Teilchen fokussiert ist, so wird er diese vorfinden.

Es gibt keinen objektiven Beobachter.

In unserem Fall heißt das: Ich kann mich als Anwender nicht aus der Testung herausnehmen und das obwohl ich absichtslos teste. Ich kann mein Ego, also meine persönliche Absicht, Meinung oder Wertung weitgehend zurückstellen und so ein für das jeweilige Dreieck „stimmiges" Ergebnis erhalten.

Auch wenn ich als Anwender beim Testen absichtslos bin, bin ich doch mit meiner Energie daran beteiligt. Ich erhalte dann das Ergebnis, das für das Dreieck Anwender, Klient und Heilmethode stimmt. Wenn beide Homöopathen seriös arbeiten, kann es also gut sein, dass beide Recht haben. Der Klient muss dann aus seiner eigenen Wahrnehmung entscheiden, mit welchem Anwender er den Weg gehen will. Der Klient wird sich automatisch von dem Anwender angezogen fühlen, der ihm optimal hilft, sein Problem zu lösen.

Falls Sie im Zweifel sind, welcher Anwender der Richtige für Sie ist, können Sie eine der folgenden Übungen machen:

1. Stellen Sie sich beide Varianten vor, beide Anwender als Wege und gehen Sie diese Wege in Gedanken. Fühlen und „sehen" Sie, was Sie auf beiden Wegen erleben und wo Sie ankommen.

2. Schreiben Sie den Namen der Anwender auf zwei Blätter Papier und legen Sie diese umgedreht auf den Boden. Stellen Sie sich nun abwechselnd auf beide Blätter ohne zu wissen, welcher Name darunter steht. Spüren Sie hin, wie fühlt es sich an? Welche Wahrnehmungen haben Sie noch? Wo fühlen Sie sich sicher und geborgen? Wo sind Sie geerdet? Wo haben Sie ein warmes Gefühl im Herzen? Nun drehen Sie die Blätter um, um zu sehen, bei welchem Anwender Sie ein besseres Gefühl hatten.

Meridianverläufe

Leber

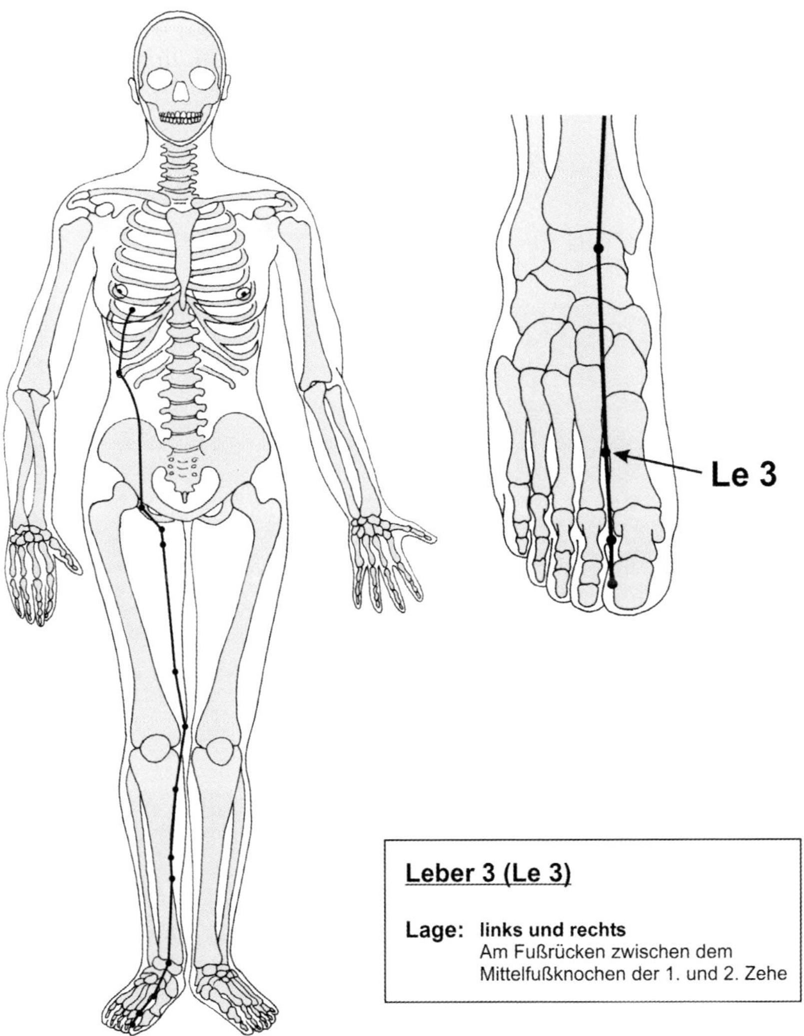

Lebermeridian

Gallenblase

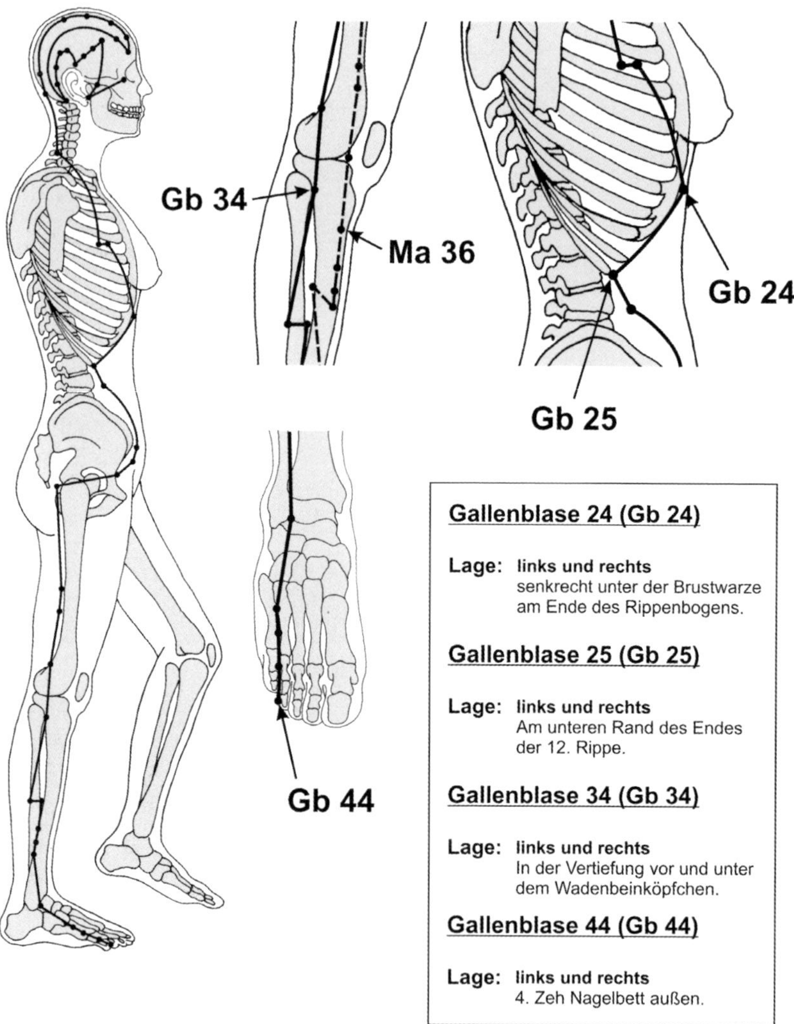

Gallenblasemeridian

Herz

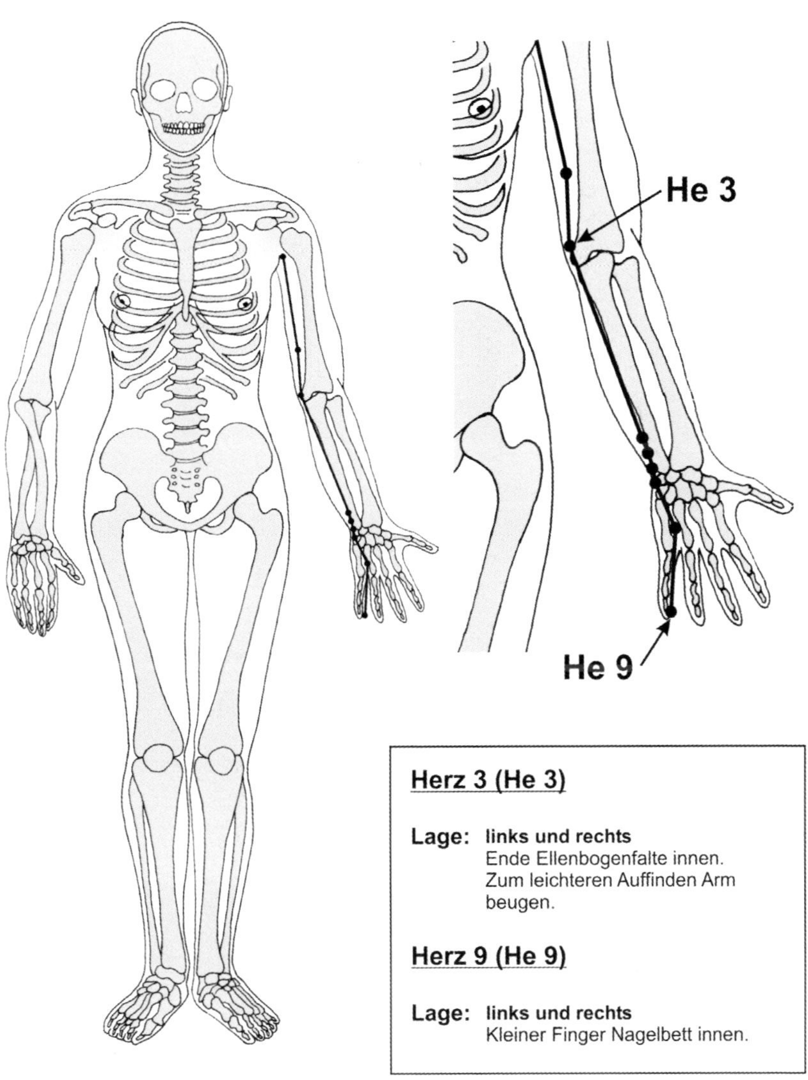

Herz 3 (He 3)

Lage: **links und rechts**
Ende Ellenbogenfalte innen.
Zum leichteren Auffinden Arm beugen.

Herz 9 (He 9)

Lage: **links und rechts**
Kleiner Finger Nagelbett innen.

Herzmeridian

Dünndarm

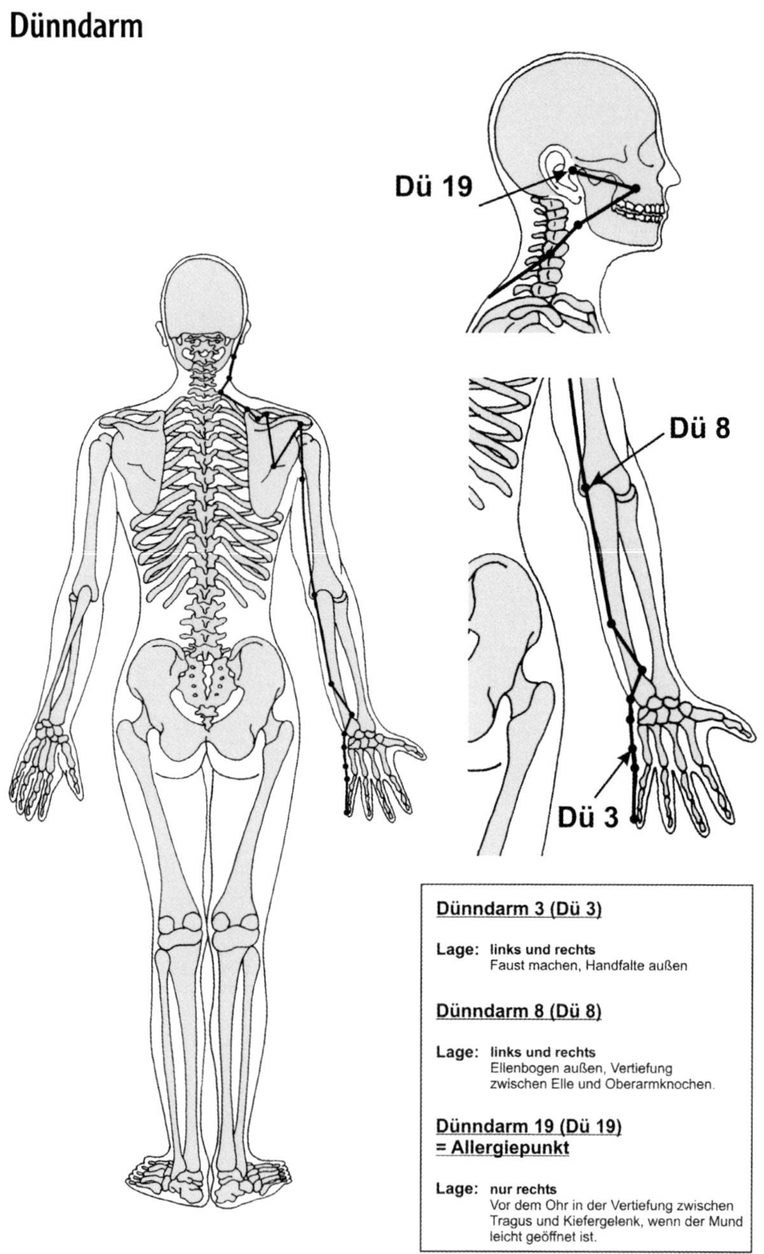

Dünndarm 3 (Dü 3)

Lage: **links und rechts**
Faust machen, Handfalte außen

Dünndarm 8 (Dü 8)

Lage: **links und rechts**
Ellenbogen außen, Vertiefung zwischen Elle und Oberarmknochen.

Dünndarm 19 (Dü 19)
= Allergiepunkt

Lage: **nur rechts**
Vor dem Ohr in der Vertiefung zwischen Tragus und Kiefergelenk, wenn der Mund leicht geöffnet ist.

Dünndarmmeridian

Kreislauf-Sexus

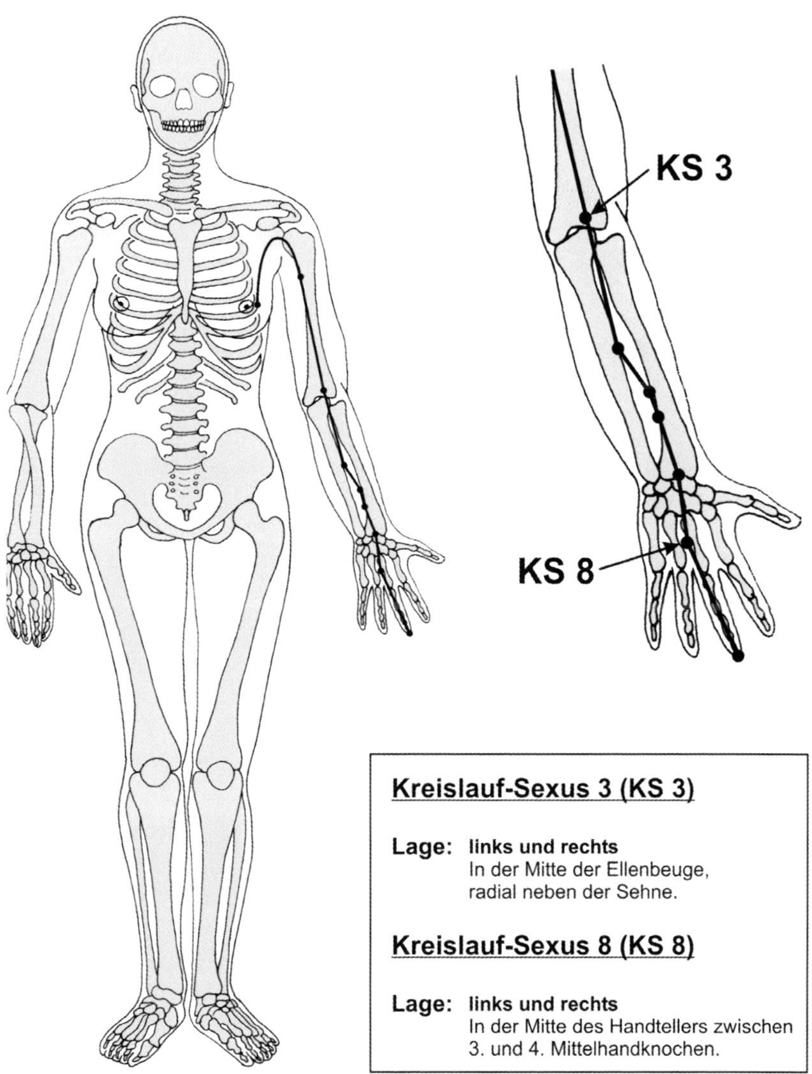

Kreislauf-Sexusmeridian

Dreifacher Erwärmer

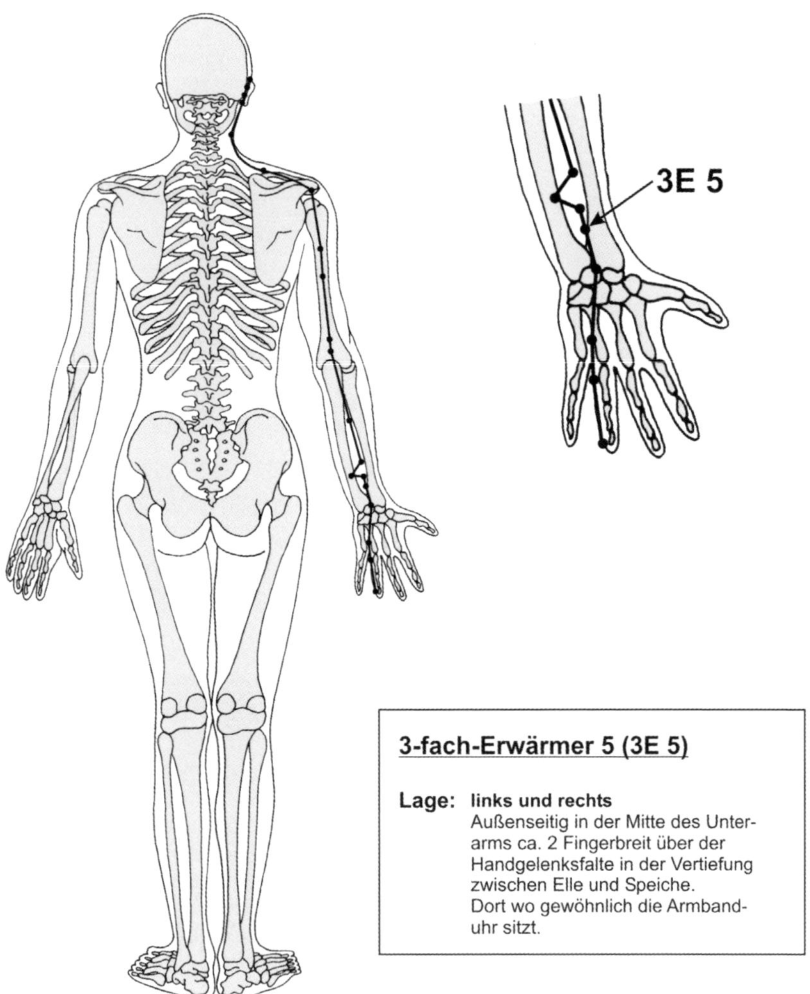

3-fach-Erwärmer 5 (3E 5)

Lage: **links und rechts**
Außenseitig in der Mitte des Unterarms ca. 2 Fingerbreit über der Handgelenksfalte in der Vertiefung zwischen Elle und Speiche.
Dort wo gewöhnlich die Armbanduhr sitzt.

Dreifacher Erwärmermeridian

Milz-Pankreas

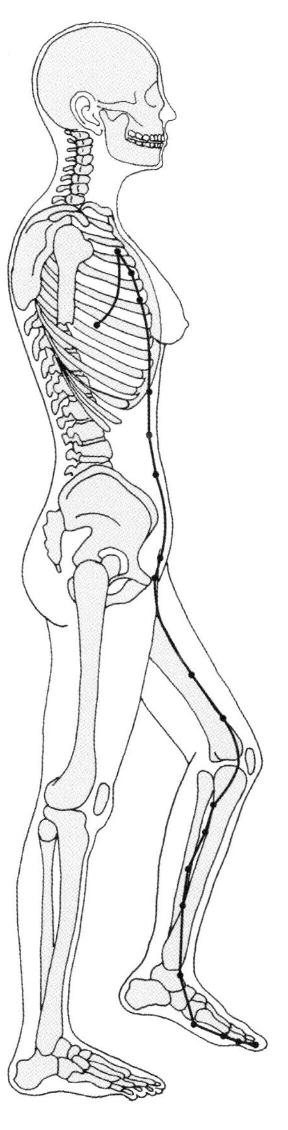

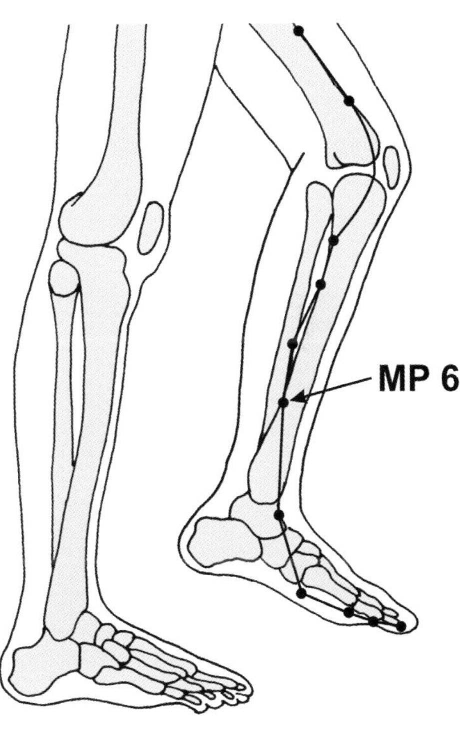

Milz-/Pankreas 6 (MP 6)

Lage: **links und rechts**
Schienbein Innenseite
3 cun (= 4 Fingerbreit)
über dem Innenknöchel

Milz-Pankreasmeridian

Magen

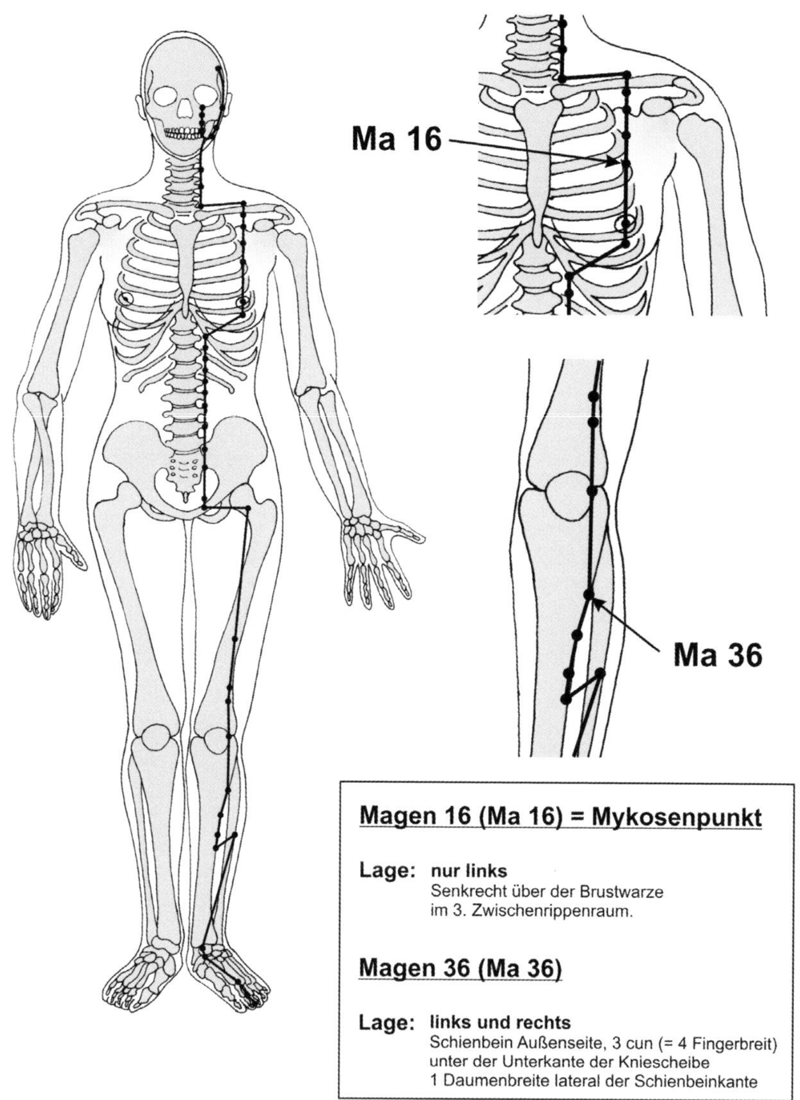

Magen 16 (Ma 16) = Mykosenpunkt

Lage: **nur links**
Senkrecht über der Brustwarze
im 3. Zwischenrippenraum.

Magen 36 (Ma 36)

Lage: **links und rechts**
Schienbein Außenseite, 3 cun (= 4 Fingerbreit)
unter der Unterkante der Kniescheibe
1 Daumenbreite lateral der Schienbeinkante

Magenmeridian

Lunge

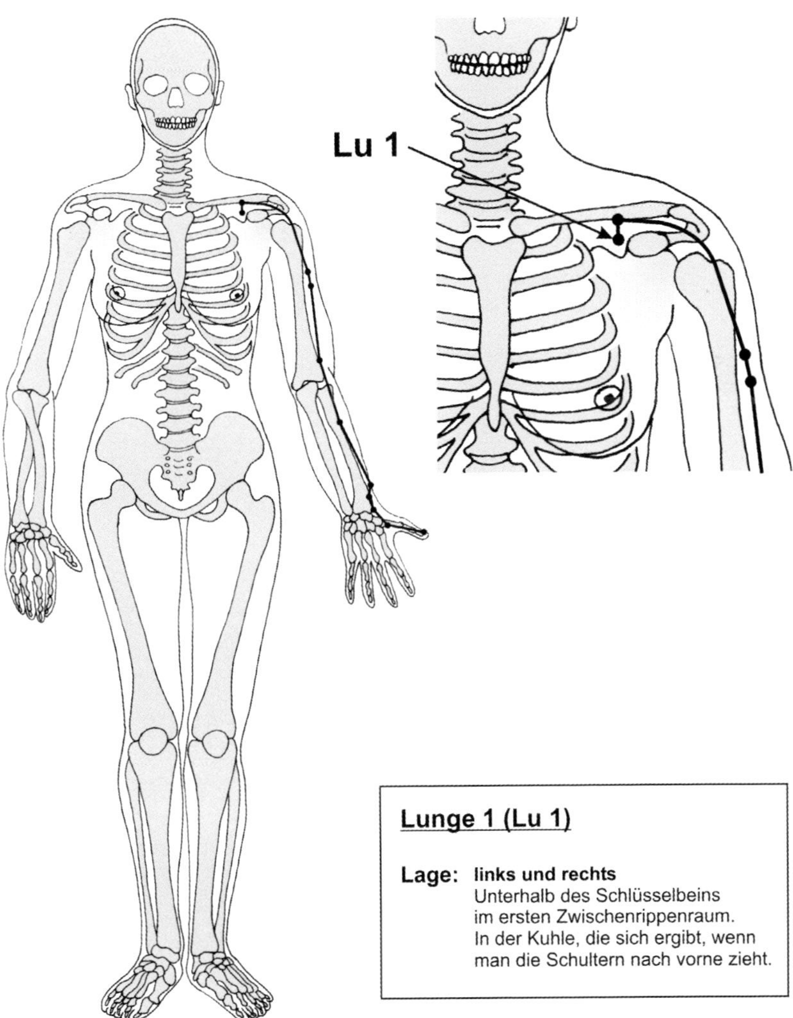

Lunge 1 (Lu 1)

Lage: **links und rechts**
Unterhalb des Schlüsselbeins im ersten Zwischenrippenraum. In der Kuhle, die sich ergibt, wenn man die Schultern nach vorne zieht.

Lungenmeridian

Dickdarm

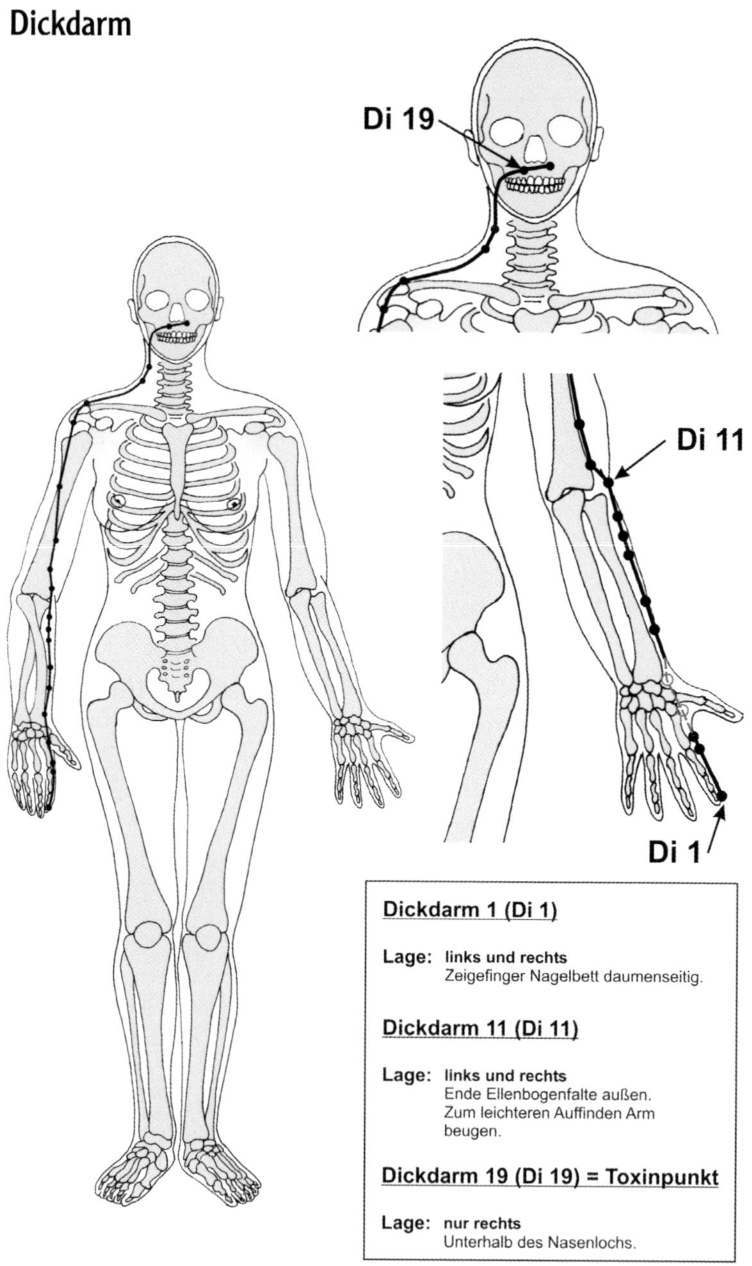

Dickdarm 1 (Di 1)

Lage: **links und rechts**
Zeigefinger Nagelbett daumenseitig.

Dickdarm 11 (Di 11)

Lage: **links und rechts**
Ende Ellenbogenfalte außen.
Zum leichteren Auffinden Arm beugen.

Dickdarm 19 (Di 19) = Toxinpunkt

Lage: **nur rechts**
Unterhalb des Nasenlochs.

Dickdarmmeridian

Niere

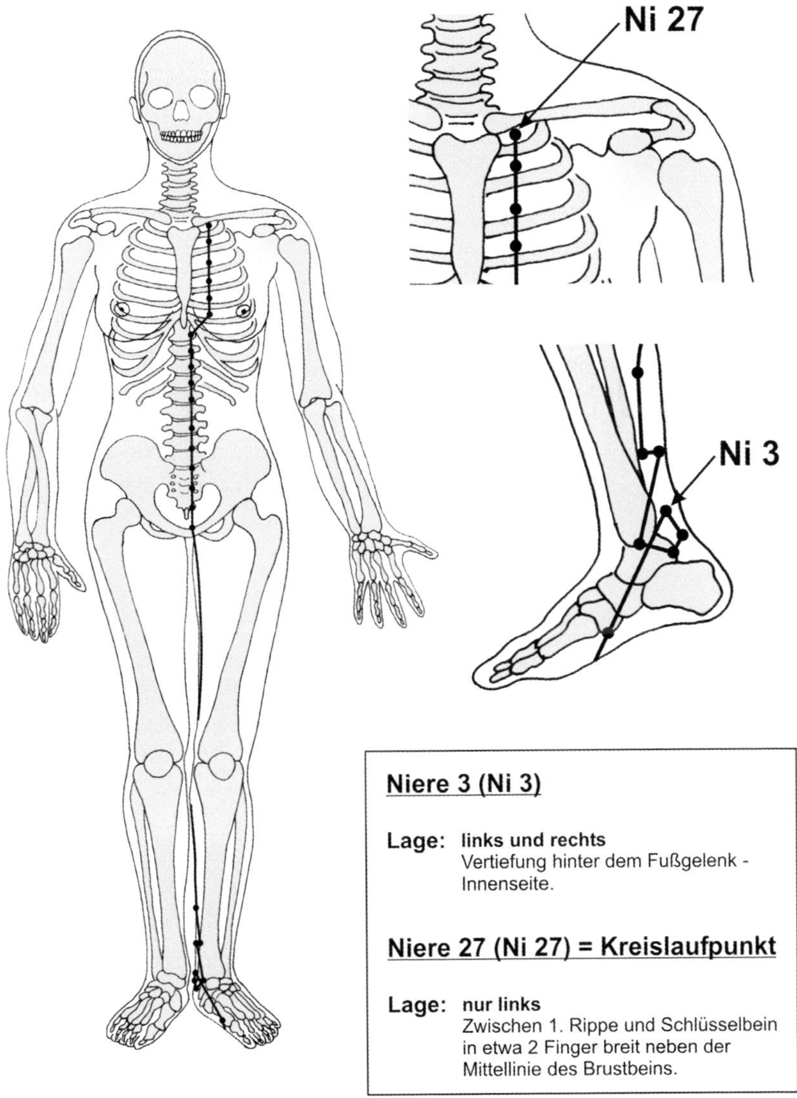

Niere 3 (Ni 3)

Lage: **links und rechts**
Vertiefung hinter dem Fußgelenk - Innenseite.

Niere 27 (Ni 27) = Kreislaufpunkt

Lage: **nur links**
Zwischen 1. Rippe und Schlüsselbein in etwa 2 Finger breit neben der Mittellinie des Brustbeins.

Nierenmeridian

Blase

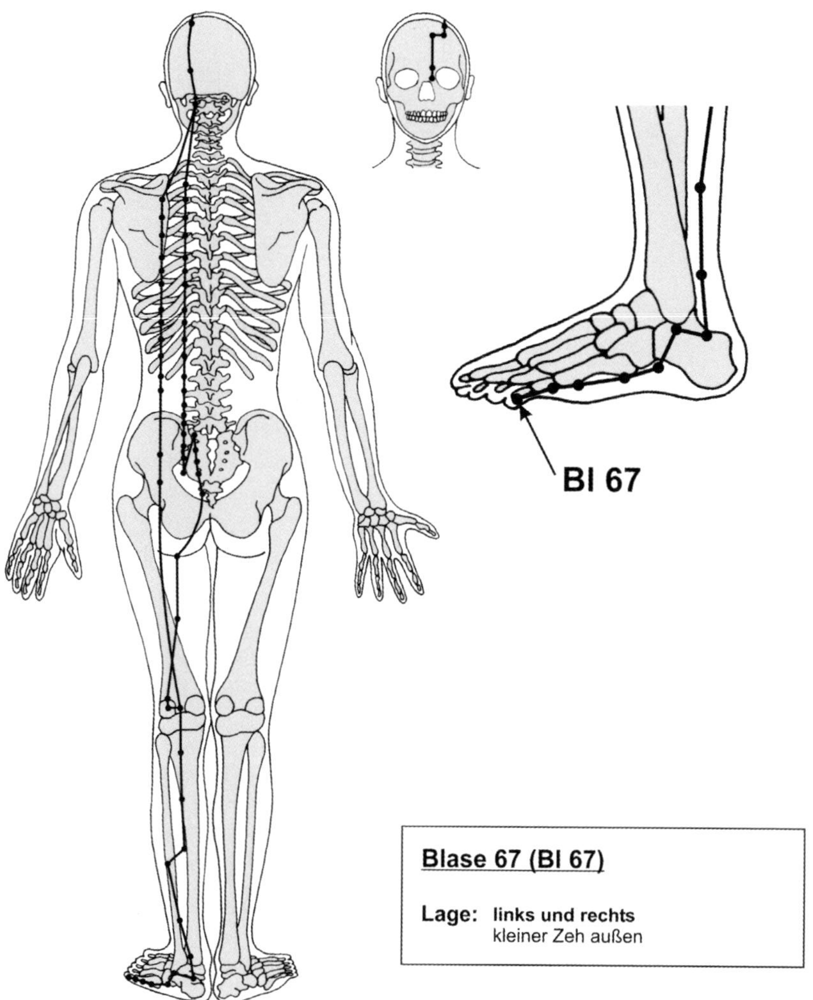

Blase 67 (Bl 67)

Lage: **links und rechts**
kleiner Zeh außen

Blasenmeridian

Konzeptionsgefäß

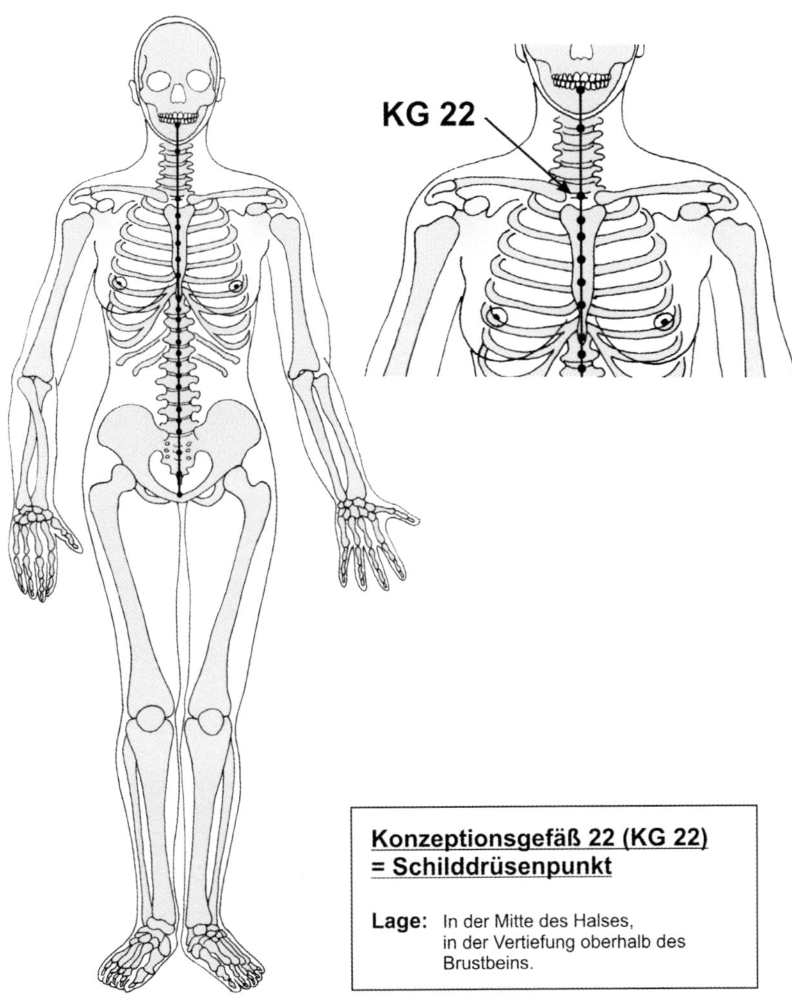

Konzeptionsgefäß 22 (KG 22)
= Schilddrüsenpunkt

Lage: In der Mitte des Halses, in der Vertiefung oberhalb des Brustbeins.

Konzeptionsgefäßmeridian

Lenkergefäß

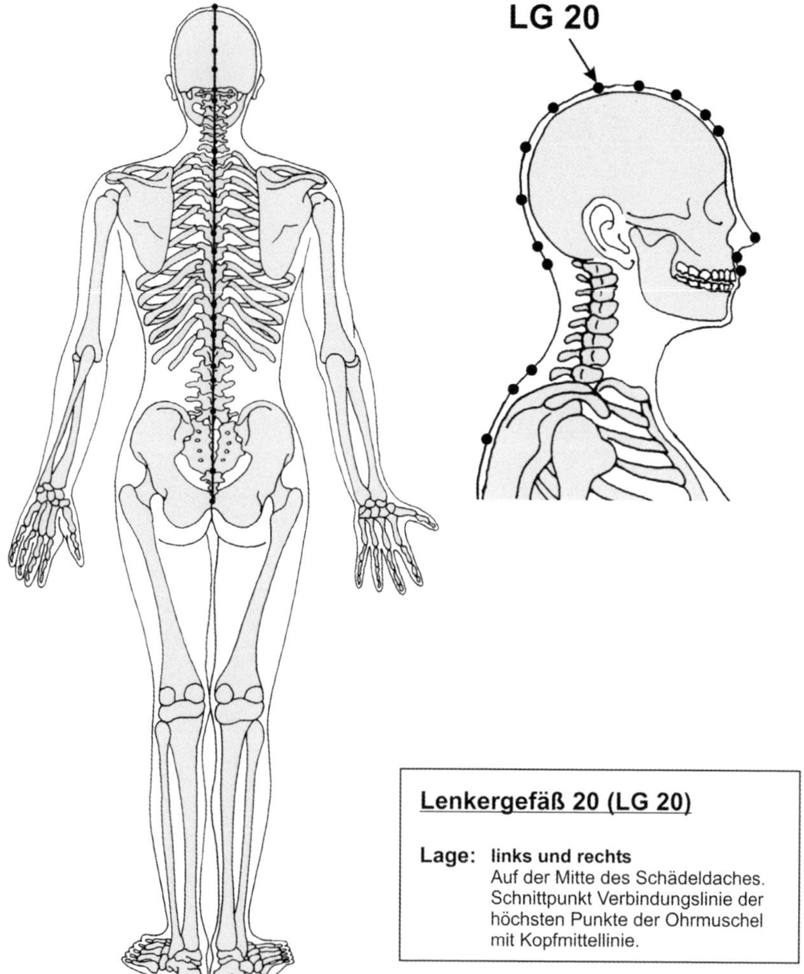

Lenkergefäß 20 (LG 20)

Lage: **links und rechts**
Auf der Mitte des Schädeldaches. Schnittpunkt Verbindungslinie der höchsten Punkte der Ohrmuschel mit Kopfmittellinie.

Lenkergefäßmeridian

Tabellen

Akupunkturpunkte an den Händen

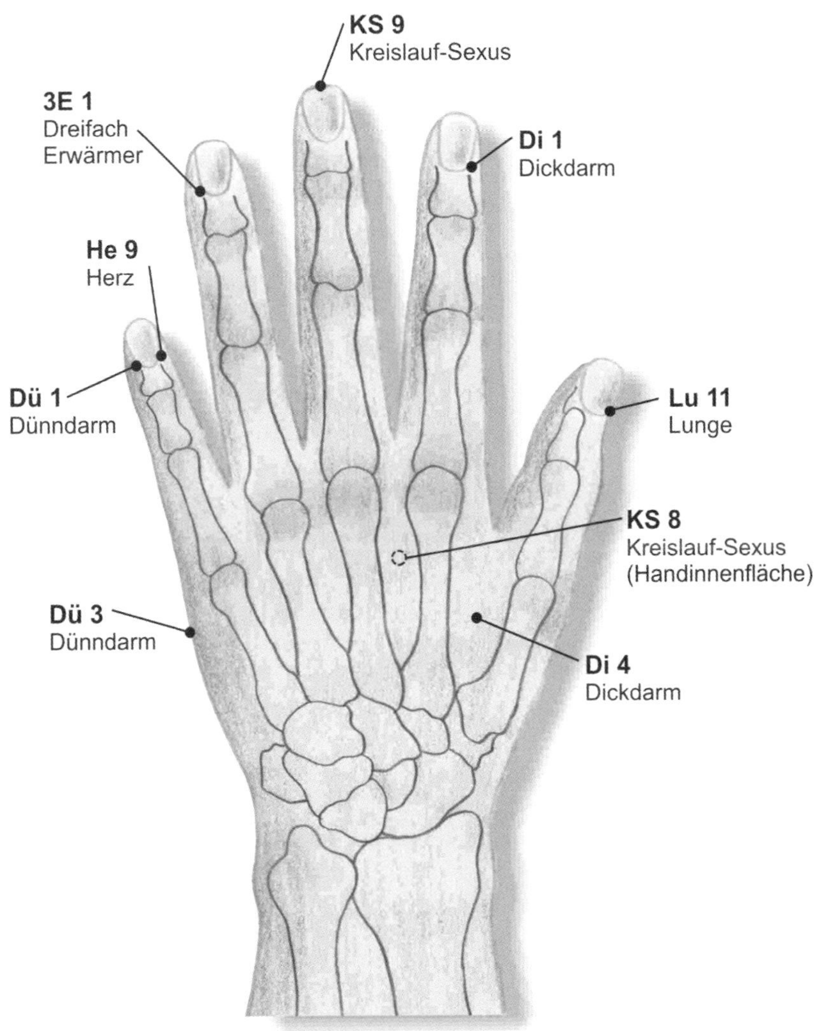

Akupunkturpunkte an den Füßen

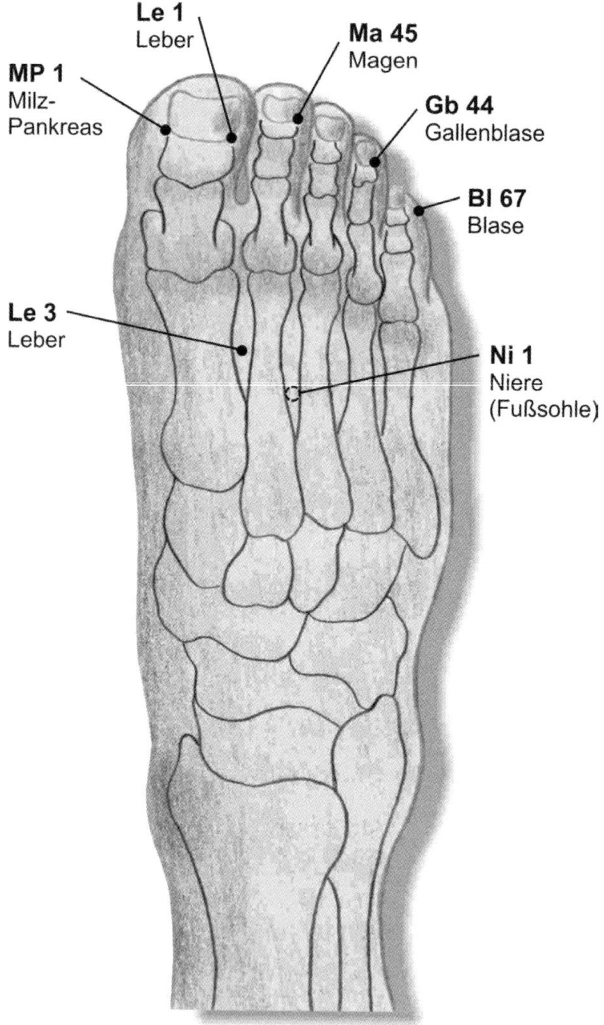

Energiebalance Tabelle

Meridian Yin/Yang Paar Zeit	Therapievorschlag	Kommentar	Geschmack Sinnesorgan Gewebe Ausdruck der Kraft
Di 1 (11) Yang Lu 5-7	Probiotica, Koli-Präparate (Mutaflor), Spirulina, Chlorella, Joghurt, Basenpulver, Okoubaka, Lapachotee, Kukichatee, Prebiotica (Futter für die Darmbakterien), Aloe vera, EM (Effektive Mikroorganismen) frühmorgens	Antibiotikum? Nase verstopft? Nase voll? Was kann ich nicht loslassen? Wovon kann ich mich nicht trennen? Wo halte ich unnötig fest? Trauerschmerz Verzicht auf Kaffee, Alkohol, Zucker und Fleisch	
H 9 (3) Yin Dü 11-13	Magnesium, Weißdornpräparate, Knoblauch, Padma 28, Cayenne vor dem Mittagessen	Checken, ob die batteriebetriebene Armbanduhr stört „Auf sein Herz hören"	Bitter Zunge, sprechen Blutgefäße Teint
Dü 3 (Dü 8) Yang He 13-15	Probiotica, Prebiotica, Acidophilus Präparate (Paidoflor), nachmittags	„Alles ungefiltert reinlassen", Unterscheidungskraft üben	
KS 8 (KS 3) Yin 3 EW 19-21	Omega 3-Fettsäuren, Calxan (Biofitt) Padma 28, Sauna, Bewegung an der frischen Luft	Wenig Freude am Leben und an der Sexualität, sich nichts gönnen Testet oft bei Infekt oder Kreislaufschwäche: kalte Hände und Füße	
H/Lu/KS Immunsystem Zone (Entzündungspunkte)	Bei Belastung immer 4 Striche malen Echinacea, Cystus 52, Zink, Enzyme, Kolloidales Silber, Himalaya Septilin, LaVita* *Bestellung bei www.lavita.de, als Bestell-Nr. „310071" eintragen	Abwehr geschwächt Wo kann ich mich nicht wehren? Welche Konflikte möchte ich vermeiden?	
Lu 1 Yin Di 3-5	Ubichinon (Coenzym Q10), Ätherische Öle (Eukalyptus, Anis, Fenchel, Kiefer, Minze, Thymian), Honig, Propolis noch morgens im Bett	Sich nicht ausbreiten können, sich unter Druck setzen oder setzen lassen, Mangel an Verbundenheit, einsam, zurückgezogen Atemtherapie	Scharf, herb Nase, riechen Haut Körperhaar

Le 3 Yin Ga 1-3	Mariendistelpräparate, Schwedenbitter, Löwenzahn, Senf und Rettich vor dem Schlafengehen	Sport, Tai Chi, Yoga, Joggen, Dynamische Meditation, Wut ausdrücken	Sauer Augen, Tränen Muskeln und Sehnen Nägel
Ni 3 Yin Bl 17-19	Goldrutenkrautpräparate (Solidago), Zink (Unizink) vor dem Abendessen, viel Wasser trinken, entgiften	Autogenes Training, Meditation „Nicht im Fluss sein"	Salzig Ohren, hören Knochen Kopfhaar
MP 6 Yin Ma 9-11	Vitamin H (Bio-H-tin), Ananas, Papaya, Folsäure zum Frühstück	„Sich die Süße des Lebens nicht erlauben" Testet bei Amalgambelastung, zu trockenen Schleimhäuten, Zellulitis, Menstruationsbeschwerden	Süß Mund, schmecken Bindegewebe Lippen
Ma 36 Yang	Ingwer, Anguraté (Magentee aus Peru) zur Frühstückszeit	Sucht nach Sicherheit im Essen Diät, Massage, Ernährungslehren	
MP 7-9	Ma 8 massieren bei Migräne, Ma 36 rechts: „Koffeinpunkt", Ma 36 links: „Göttlicher Gleichmut"	Narbenstörfelder: Weisheitszähne, Mandeln, Schilddrüsenop., Brustop., Kaiserschnitt, Blinddarm, Leistenbruch, Meniskus	
Ga 44 Yang Le 23-1	Magenbitter, Wermut Parasitenkur und Leberreinigung nach Dr. Clark	Ga 44 Notfallpunkt bei Schmerzen in den Schläfen, Augen und Ohren (Ohrensausen), Migräne, Druck in den Brüsten, Atembeschwerden Ga 34 bringt Energie vom Kopf in Bauch und Beine, verbindet die Qualitäten von Holz und Erde, macht kräftig und ruhig, gibt ein Gefühl von Entschlossenheit, Sicherheit und Stärke. Weitere Punkte: Ga 12 / 20 bei Migräne Ga 30 Narbe nach Hüftoperation entstören	
Bl 67 Yang Ni 15-17	Honig-Zimt, Zimtkapseln, Kürbiskerne, Cranberry, Acerola-kirsche, Preiselbeere, Traubenkerne	Stressabbau, Abschalten lernen Vorsicht bei Schwangeren, da dieser Punkt, wenn Nadeln gesetzt werden, Wehen fördernd wirkt!	
Schilddrüsenpunkt	Punkt oft belastet bei Stress, Schwindel und Schwäche (Grippaler Infekt).	Zeitraum extra austesten, da oft kürzer als die gesamte Energiebalance	Vorsicht! Alternativ statt Umkehrzeichen, Sonnenzeichen malen

Kreislaufpunkt Ni 27 links	Testet den Kreislauf in Zusammenhang mit der Niere		
Mykosenpunkt Ma 16 links 3 ICR links	Ab V5 – 4 Striche dranhalten und neu testen. Wenn dann Vektor 3 und 4 testet, die Striche draufmalen, ab Vektor 5 zusätzlich Mykosen* ausleiten *Wie die Ausleitung von Mykosen geht, können Sie im Buch „Gesunde Entgiftung mit Zeichen" nachlesen	Antibiotika? Schwermetalle? Amalgam?	Meistens ist es ratsam, vorher Amalgam auszuleiten und erst dann die Mykosen, da diese den Organismus vor Schwermetallen schützen
Toxinpunkt Di 19 rechts	Chlorella-Algen, Bärlauch, Zeolith, Capilarex, Leber- und Nierenmittel zum Ausleiten aus dem Gewebe und später Koriandertinktur dazu geben zum Ausleiten aus dem Nervensystem	Amalgam, Fisch, Spritzmittel von Zitrusfrüchten, Toxine, Schwermetalle, Augentropfen, Impfungen. Zusammenhang Morbus Crohn, Kaffee-Unverträglichkeit, Sterilität	Bei Kleinkindern Neurodermitis durch Amalgam der Mutter
Allergiepunkt Dü 19 rechts	Gencydo® (Weleda), Calcium	Lebensmittel, Kosmetika, Putzmittel, Pollen, Wohngifte, Hausstaubmilben, Tierhaare	Trauma der Vergangenheit lösen, Angst vor Berührung, innere Kampfhaltung

Meridianuhr

Jeder Meridian hat täglich 2 Stunden lang eine Hochphase. In dieser Zeit können Störungen der entsprechenden Organe am besten beobachtet werden, bzw. wir können dann am besten eingreifen (z.B. Medikamente nehmen).

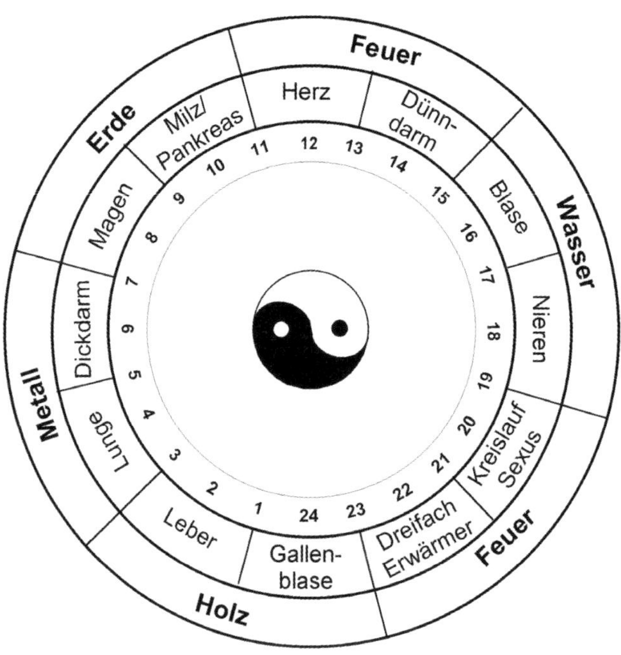

Wirbelsäule

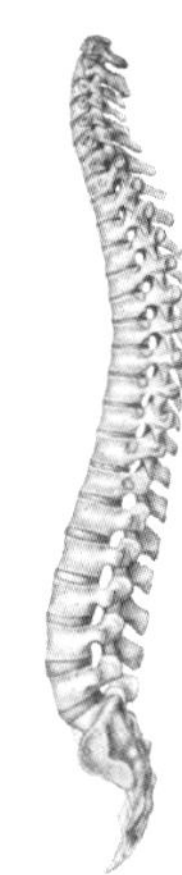

Sollten Sie bei der Energiebalance, beim Nachtesten der Wirbelsäule, keinen Ausgleich bekommen, besteht die Möglichkeit durch die Zuordnung der Wirbel zu den einzelnen Organen ein Verständnis davon zu bekommen. Dazu dienen die folgenden Tabellen mit den Zuordnungen nach Louise L. Hay, die sich intensiv damit beschäftigt hat. Eine weitere Anwendungsmöglichkeit der Wirbelsäulen-Zuordnung ist es, mit den Sätzen der psychischen Zuordnung ein Heilwasser herzustellen.[23]

Halswirbelsäule HWS (Cervicalis C)

Blutversorgung von Kopf, Zirbeldrüsenregion, Hypophyse, Kopfhaut, Gesichtsknochen, Gehirn, Innen- und Mittelohr, sympathisches Nervensystem	Kopfschmerzen, Nervosität, Schlaflosigkeit, Kopfgrippe, Bluthochdruck, Migräne, Nervenanspannung, schlechtes Erinnerungsvermögen, chronische Müdigkeit, Schwindel	C1
Augen, optische Nerven, Hörnerven, Stirn, Stirnhöhlen, Nebenhöhlen, Mastoidknochen, Zunge	Nebenhöhlenbeschwerden, Allergien, Schielen, Taubheit, Augenprobleme, bestimmte Arten von Blindheit, Ohrenschmerzen, Ohrgeräusche, Ohnmachtsanfälle	C2
Wangen, äußeres Ohr, Gesichtsknochen, Zähne, Fazialisnerv, Trigeminusnerv	Nervenschmerzen im Hals- und Nackenbereich, Neuralgie, Neuritis, Akne oder Pickel, Ekzem	C3
Nase, Lippen, Mund, Eustachio-Röhre	Heuschnupfen, Katarrh, Hörschwächen, Gehörverlust, Polypen	C4
Stimmbänder, Halsdrüsen, Nackendrüse, Rachen	Kehlkopfentzündung, Heiserkeit, Halsschmerzen, Halsbräune etc.	C5
Nackenmuskeln, Schultern, Mandeln	Steifer Nacken, Schmerzen in den Oberarmen, Mandelentzündung, Keuchhusten, Krupp-Husten	C6
Schilddrüse, Schleimbeutel in den Schultergelenken und Ellbogen	Schleimbeutelentzündung, Erkältungen, Schilddrüsenstörungen	C7

23 Die Tabelle der psychischen Zuordnung der Wirbelsäule können Sie bei www.ypsilon-shop.de kaufen. In den Büchern „PraNeoHom® Lehrbuch Band 4" oder „Seelengesundheit mit Zeichen" können Sie nachlesen, wie Sie Affirmationen auf Wasser übertragen können.

Brustwirbelsäule BWS (Thoracalis Th)

Unterarme, Handgelenke, Hände, Finger, Speiseröhre, Luftröhre	Asthma, Atembeschwerden, Kurzatmigkeit, Schmerzen in Unterarmen und Händen	Th1
Herz, Herzkranzgefäße	Funktionelle Herzbeschwerden und gewisse Brustschmerzen	Th2
Lungen, Bronchien, Rippenfell, Brustkorb, Brüste	Bronchitis, Rippenfellentzündung, Beeinträchtigung der Lungenfunktion, Lungenentzündung, Grippe	Th3
Gallenblase, Gallengänge	Gallenleiden, Gelbsucht, Gürtelrose	Th4
Leber, Solarplexus, Blut	Leberleiden, Fieber, niederer Blutdruck, Anämie, Blutarmut, mangelnde Blutzirkulation, Arthritis	Th5
Magen	Magenbeschwerden, auch nervöser Art, Verdauungsstörungen, Sodbrennen	Th6
Bauchspeicheldrüse, Langerhans-Inseln, Zwölffingerdarm	Geschwüre, Gastritis, Magenschleimhautentzündung, Magengeschwüre	Th7
Milz, Zwerchfell	Abwehrschwäche, Schluckauf	Th8
Nebennieren	Allergien, Nesselausschläge	Th9
Nieren	Nierenbeschwerden, Arterienverkalkung, chronische Müdigkeit, Nierenbeckenentzündung	Th10
Nieren, Harnleiter	Hautprobleme aufgrund mangelnder Entgiftung, Akne, Pickel, Ekzeme oder Furunkel, Wassereinlagerungen im gesamten Körper	Th11
Dünndarm, Lymphsystem	Rheumatismus, Blähungen, Verdauungsprobleme, Lymphstauungen, gewisse Arten der Sterilität	Th12

Lendenwirbelsäule LWS (Lumbalis L)

Dickdarm, Leistenpforte	Verstopfung, Dickdarmentzündung, Kolitis, Ruhr, Durchfall, manche Arten von Brüchen (Hernien)	L1
Blinddarm, Unterleib, Bauch, Oberschenkel,	Krämpfe, Atembeschwerden, Übersäuerung, Krampfadern, Blinddarmentzündung	L2
Sexualorgane, Gebärmutter, Eierstöcke, Blase, Knie	Blasenleiden, Menstruationsbeschwerden, Fehlgeburten, Bettnässen, Impotenz, Wechseljahrbeschwerden, Kniebeschwerden	L3
Prostata, Muskeln am unteren Rücken, Ischiasnerv	Ischias, Hexenschuss, Probleme mit dem Harnlassen, Rückenbeschwerden	L4
Unterschenkel, Fußgelenke, Füße, Zehen	Schlechte Durchblutung der Unterschenkel, geschwollene Knöchel, schwache Sprunggelenke und Fußgewölbe, kalte Füße, schwache Beine, Wadenkrämpfe	L5

Kreuzbein und Steißbein

Kreuzbein, Hüftknochen, Gesäß	Beschwerden im Bereich Hüft/Becken-Gelenke, Wirbelsäulenverkrümmungen
Steißbein, Enddarm, After	Hämorrhoiden, Afterjucken, Schmerzen am Ende der Wirbelsäule beim Sitzen

Richte deine ganze Energie auf das Hier und Jetzt.
Ergieße sie in diesem Augenblick mit Totalität,
mit so viel Intensität wie nur möglich ...
Osho

Studien[24]

Messungen mit einer GDV Energieanalyse

Von Eva Garcia Pastor, Andorra, 2015

Die Messungen wurden mit Hilfe einer GDV Kamera vorgenommen. „GDV“ bedeutet „Gas Discharge Visualisation“, oder vereinfacht ausgedrückt „Gas-Entladungs-Visualisierung“ (GDV)[25]. Es ist das erste Gerät, das die Energieverteilung biologischer Gegenstände misst und sichtbar macht. Es handelt sich dabei um gemessene und analysierte Bioenergie. Alle biologischen Objekte leuchten Tag und Nacht! Dabei ist zu beachten, dass es in diesem Bereich sichtbares und unsichtbares Licht gibt. Wir sprechen hier ausschließlich über den unsichtbaren Teil des Lichtes und nennen es Bio-Licht, nicht zu verwechseln mit Bio-Leuchten oder Lampen.

Die Photonen des Bio-Lichtes sind ca. 1.000 mal schwächer als das sichtbare Licht. Man hat entdeckt, dass der Informationsaustausch von Zelle zu Zelle über Bio-Photonen stattfindet (Fritz-Albert Popp). Bio-Licht steuert schließlich nicht nur weitgehend die vegetativen Vorgänge im Körper, sondern tritt auch aus dem Organismus aus, erreicht andere Lebewesen und bildet mit ihnen gemeinsame Kraft-

24 Es handelt sich hierbei nicht um wissenschaftliche Studien, sondern bildliche Darstellungen der Wirkung der Energiebalance in studienähnlicher Form.
25 Quelle: http://www.korotkov.eu/teil-was-ist-gdvepc/, abgerufen am 3.2.16

felder. Ohne Bio-Licht wäre Leben nicht möglich. Doch wie weit die Bedeutung des Bio-Lichtes für den Menschen wirklich reicht, lässt sich erst durch die Tatsache, dass Licht in jeder Zelle unseres Körpers vorhanden ist, erahnen. Wenn Zellen verletzt werden oder erkranken, so lässt die Intensität dieses Lichtes nach.

Prof. Korotkov entdeckte, dass die Gasentladungen durch das Bio-Licht an der Hautoberfläche beeinflusst werden. Es zeigt eine Art Lumineszenz, welche Wissenschaftler als „Korona“ bezeichnen. Das Lichtentladungsbild wurde früher auf einer Fotoplatte aufgenommen, heute verwendet man sehr lichtempfindliche, linear abbildende Spezialvideokameras für die Aufnahmen dieser Entladungen und verarbeitet die Bilder elektronisch.

Eva Garcia Pastor, eine PraNeoHom© Therapeutin aus Andorra[26], fotografierte ihre Patienten vor und nach der Behandlung, bei der sie die vier Striche auf die Immunsystem-Zone der Energiebalance malte.

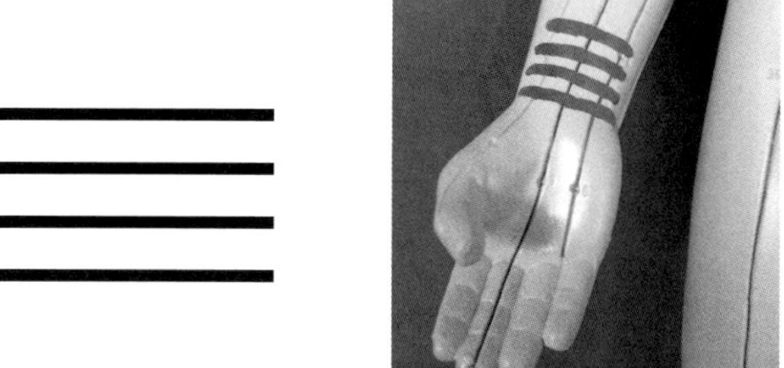

26 Eva Garcia Pastor nennt die von ihr entwickelte Mess- und Heilmethode „Bioelectromoción“ (E-Mail: santeroom@andorra.ad, Blog: http://sante-room-la-habitacion-de-la.webnode.es/)

Nach der Behandlung von einer Stunde nahm sie weitere Messungen vor und beobachtete den Unterschied im bioelektromagnetischen Feld ihrer Patienten, um festzustellen, ob das Zeichen eine Wirkung hätte.

Die elektronischen Störungen im Immunsystem ihrer Patienten hat sie folgendermaßen definiert:

- Gesund ist es, wenn sich beide Linien (schwarz und grau) ausdehnen. Krank ist es, wenn sich beide Linien zusammenziehen.
- Das Immunsystem funktioniert nicht im gesunden Bereich: Beide Linien sind nah am Zentrum (dunkelgrauer Bereich).
- Das Immunsystem hat nicht ausreichende Reserve-Elektronen, um das Gleichgewicht auch in Stresssituationen oder bei Krankheit zu halten: Die graue Linie ist innerhalb oder sehr nah an der schwarzen. Je größer der Bereich zwischen den Linien ist, desto mehr Reserven hat der Mensch.

Es wurde eine Messung vorgenommen, als der Patient in der Praxis ankam und eine weitere ca. 1 Stunde danach, beim Beenden der Therapie und nachdem die vier Striche aufs Handgelenkt gemalt wurden.

Erster Fall

46jährige Frau kommt mit Schilddrüsenproblemen (nimmt Medikamente dafür) und ist extrem müde.

Davor:

Die Reserve-Elektronen auf der rechten Seite sind nicht ausreichend, damit das Immunsystem korrekt arbeiten kann.

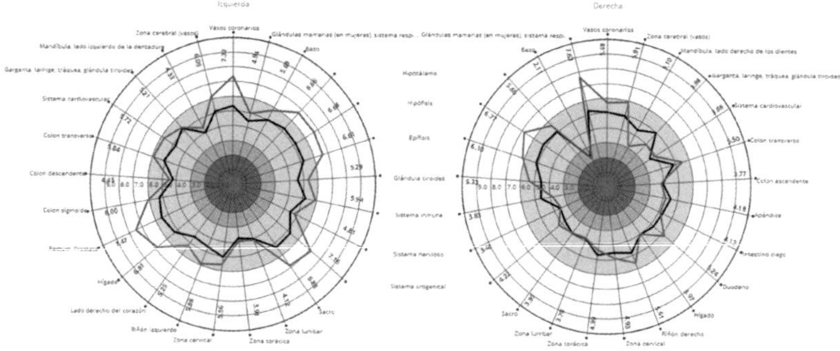

Danach:

Das Immunsystem hat Reserve-Elektronen bekommen, speziell auf der rechten Seite und sichtbar auch auf der linken Seite, so dass sich beide Seiten ausgleichen.

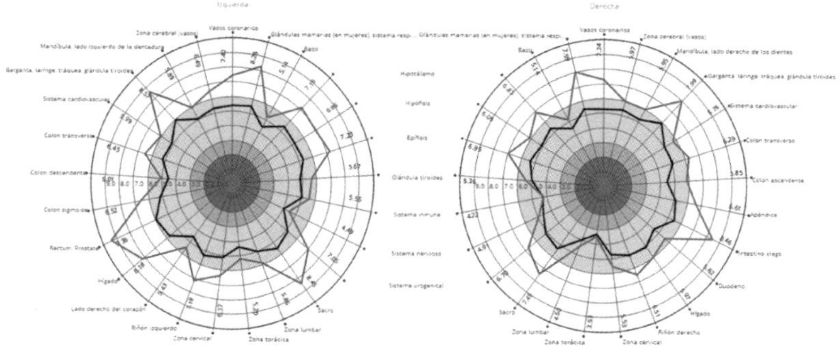

Zweiter Fall

30jährige Frau kommt wegen extremer Müdigkeit.

Davor:

Wir sehen auf beiden Seiten ein geschwächtes Immunsystem mit einem ernsthaften Mangel an Reserve-Elektronen, so dass sie keine Möglichkeit hat, einer Krankheit standzuhalten.

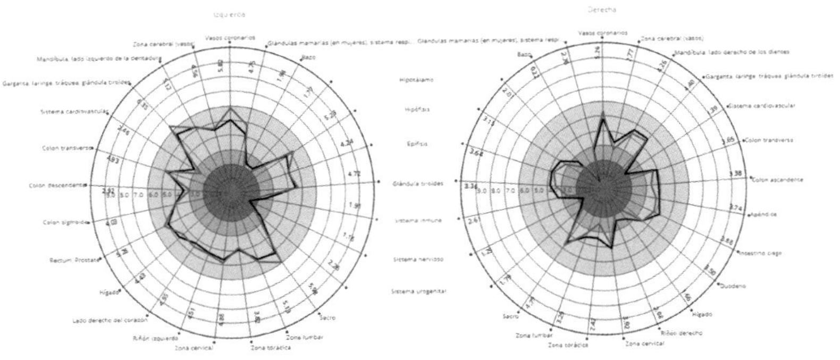

Danach:

Nachdem wir die Striche auf die Entzündungspunkte gemalt haben, sehen wir wie das System sich sofort regeneriert und in der Lage ist, jede Situation abzuwehren.

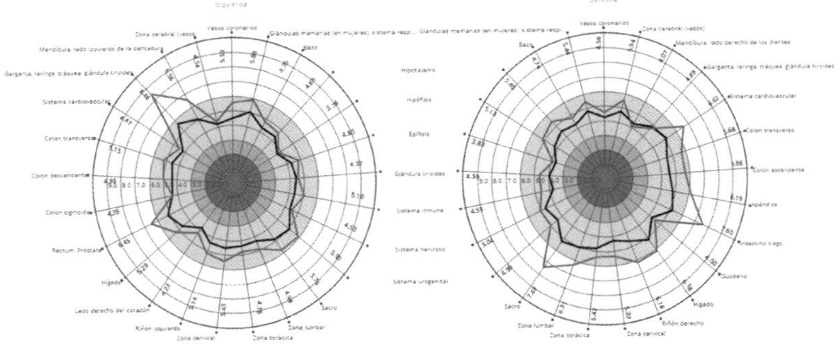

Dritter Fall

26jährige Frau kommt in die Praxis mit Problemen an den Füßen, Schmerzen an den Fußsohlen und an der Innenseite des Knöchels, vor allem rechts.

Davor:

Wir können ein Defizit an elektronischen Reserven im Immunsystem feststellen, vor allem auf der rechten Seite. Die graue Linie der elektronischen Reserven ist dicht an der schwarzen Linie, die das Funktionieren des Immunsystems ausdrückt. Das heißt, das Immunsystem verbraucht die letzten Reserven, um zu funktionieren.

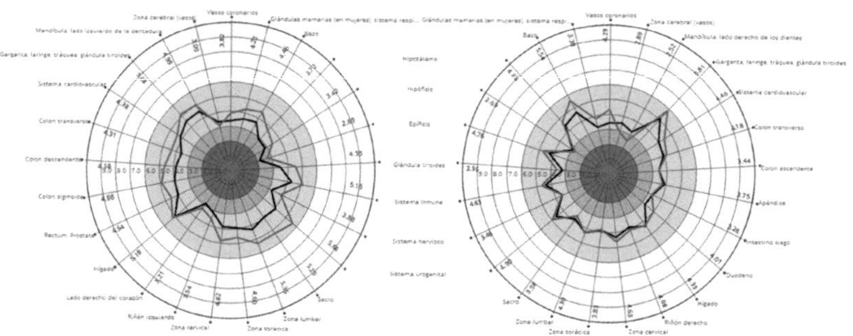

Danach:

Wir sehen, dass die elektronischen Reserven stark gestiegen sind, sowohl rechts wie links. Das System arbeitet im gesunden Bereich.

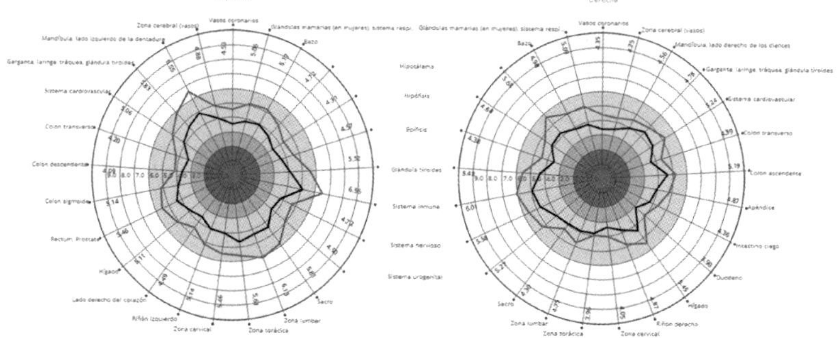

Vierter Fall

39jähriger Mann kommt in die Praxis für einen Gesundheitscheck.

Davor:

Wir sehen, dass ein Defizit da ist, sowohl was die Reserven als auch das gute Funktionieren des Immunsystems betrifft. Der Körper ist dabei, die Reserven aufzubrauchen und ist dementsprechend anfällig.

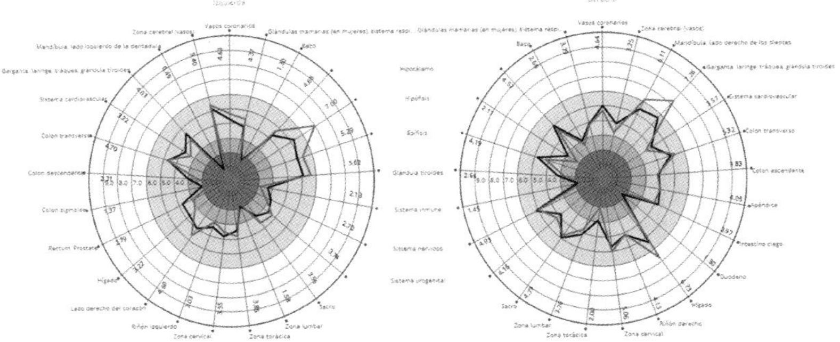

Danach:

Wir sehen, dass der Organismus die elektronischen Reserven wieder erlangt hat, und sich im gesunden Bereich befindet. Das Immunsystem arbeitet gut und hat genug Reserven, um einer Eventualität standzuhalten.

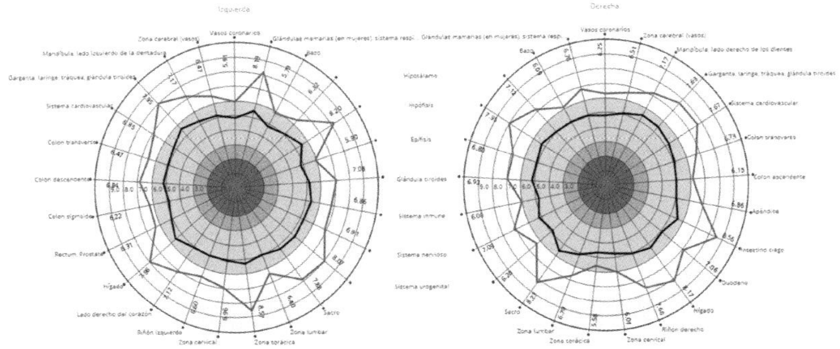

Dies ist ein Ausschnitt aus der Studie, die an 20 Patienten aus unterschiedlichen Altersstufen vorgenommen wurde. Es zeigt, dass bei den meisten Fällen (17 von 20) das Immunsystem durch die vier Striche am Handgelenk wieder voll funktionsfähig wird. Diese Menschen sind widerstandsfähig geworden und können Infekte abwehren. Bei ca. der Hälfte der Fälle (11 von 20) haben sich auch die elektronischen Reserven erholt. Diese Menschen zehren nach der Behandlung nicht mehr von den Reserven. Es zeigt, dass die vier Striche am Handgelenk, die wir bei der Energiebalance auf die Immunsystem-Zone malen, eine große Wirkung auf den ganzen Organismus haben.

Kirlianfotografie[27]

von Cebrián Matthias Mann, Berlin

Die Kirlian- oder Koronaentladungsfotografie ist ein fotografisches Verfahren zur Visualisierung von Glimm- oder Koronaentladungen. Das Verfahren wurde von dem sowjetischen Elektrotechnik-Ingenieur Semjon Davidowitsch Kirlian ab 1937 entwickelt.[28] Die Bilder zeigen den Einfluss der Energiebalance auf die Aura.

Mithilfe der Kirlianfotografie wurde in vielen Beispielen die Wirkung der Energiebalance bildlich dargestellt.

Ein Fall wird hier zur Veranschaulichung präsentiert:

Am 20.3.2005 wurden bei einem 36-jährigen Probanden Kirlianfotografie-Aufnahmen von Händen und Füßen, vor und nach der Energiebalance angefertigt. Die energetische Wirkung durch das Anbringen von Zeichen auf bestimmte Akupunkturpunkte lässt sich anhand der Bilder sehr schön erkennen.

Zwischen den Aufnahmen lag eine Zeitspanne von ca. 35 Minuten. In dieser Zeit wurde die Energiebalance vorgenommen, eine akut auftretende Allergiereaktion (Vektor 7) schnell gelöscht[29] und die verantwortlichen Allergene (Birke und Erle: Vektor 8, Linde: Vektor 7) bestimmt. Der Proband hatte außerdem eine Schwermetallbelastung durch Amalgam, deren Ausleitung zu diesem Zeitpunkt bereits seit 2 Wochen lief.

---

27 Farbversion steht bereit auf der Webseite www.praneohom.de unter „Downloads".

28 https://de.wikipedia.org/wiki/Kirlianfotografie, abgerufen am 06.03.2016

29 Das Schnelllöschen wird im Buch „Gesunde Entgiftung mit Zeichen" erklärt

Folgende Punkte wurden während der Energiebalance bemalt:

Bemalte Akupunkturpunkte	Rechts	Links
Dickdarm Di11	∿	∿
Dünndarm Dü8	∿	∿
Entzündungspunkte	≣	≣
Lunge Lu1	∿	∿
Leber Le3	∿	∿
Mykosenpunkt		||||
Amalgampunkt	|∿	
Allergiepunkt	|∿	
Nachmalen: 5 Tage		

Linke Hand Rechte Hand

Vor der Energiebalance

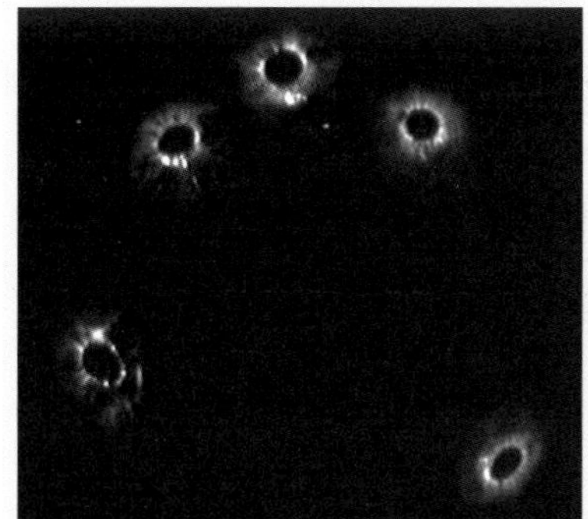

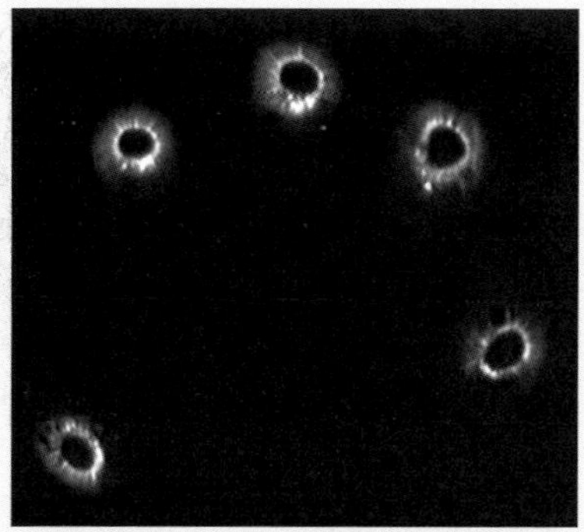

Nach der Energiebalance

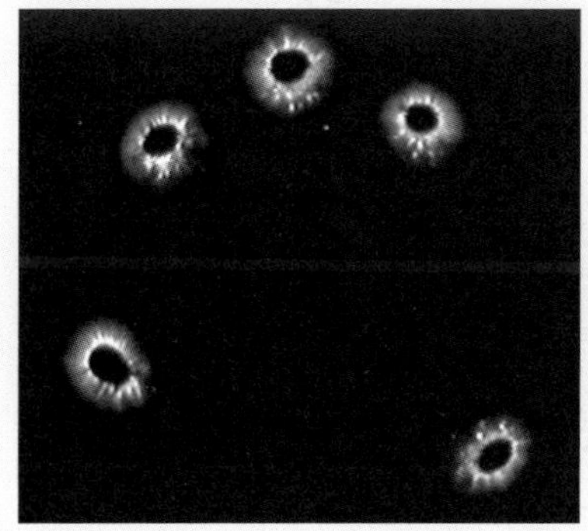

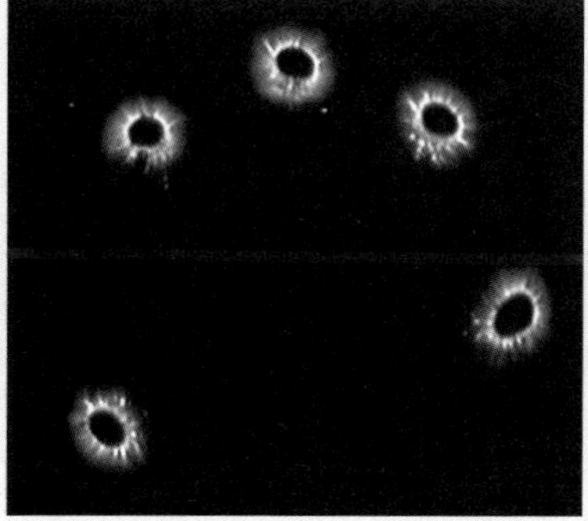

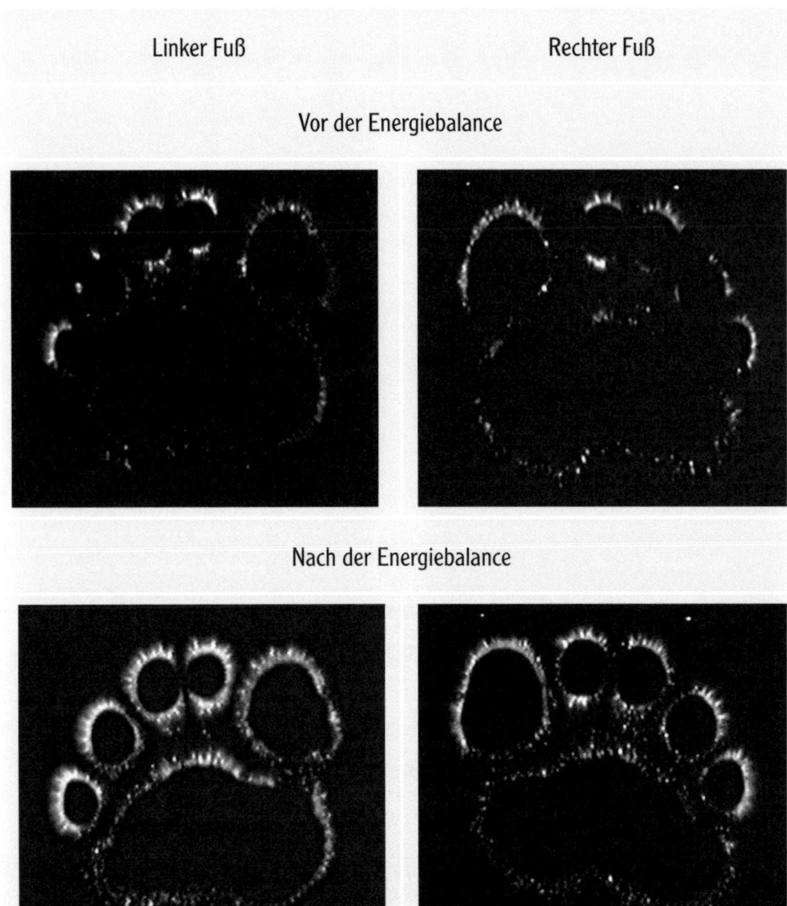
Linker Fuß
Rechter Fuß
Vor der Energiebalance
Nach der Energiebalance

Aurabilder[30]

In meine Seminare in Santa Cruz, Bolivien, im November 2015, kam ein 16-jähriges Mädchen Namens Naomi mit ihrer Schwester Graciela, einer Ärztin. Sie erzählte mir, dass sie aurasichtig sei und einen großen Unterschied, vor und nach dem Vornehmen der Energiebalance, erkennen würde. Sie malte viele erstaunliche Bilder während des Seminars in Santa Cruz. Folgendes Beispiel veranschaulicht ihre Sichtungen. Die Energiebalance wurde von ihrer Schwester Graciela, der Testperson, direkt auf den Körper auf folgende Akupunkturpunkte gemalt (vier Striche oder Sinus).

Bemalte Akupunkturpunkte	Rechts		Links
Dickdarm Di11	∿		∿
Herz H3	IIII		IIII
Dünndarm Dü8	∿		∿
Kreislauf-Sexus KS3	IIII		IIII
Lunge Lu1	∿		∿
Niere Ni6	∿		∿
Milz-Pankreas MP6	IIII		IIII
Magen M36	∿		∿
Gallenblase Gb34	∿		∿
Blase Bl67	IIII		IIII
Schilddrüsenpunkt		⊙	
Kreislaufpunkt			IIII
Nachmalen: 10 Tage			

30 Farbversion steht bereit auf der Webseite www.praneohom.de unter „Downloads“.

Naomi malte die Aura der Testperson vor und nach der Behandlung und bekam folgendes Ergebnis:

Vor der Energiebalance

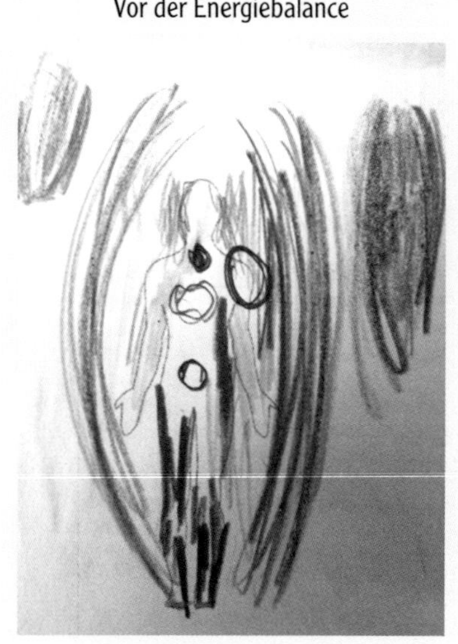

Nach der Energiebalance

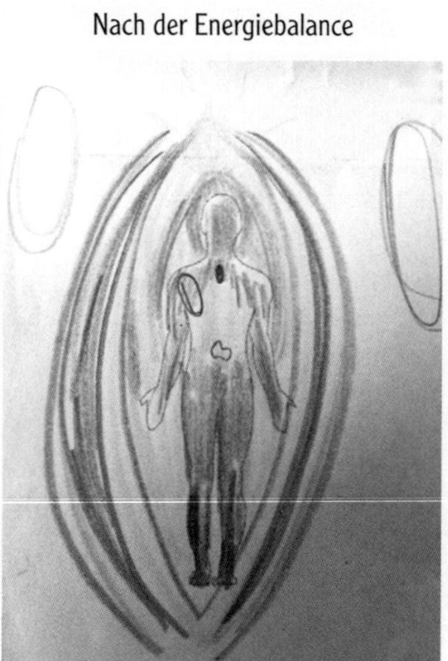

Zu den Bildern sagt Naomi:

Im Bild davor sehen wir, dass die Farben gemischt sind. Das zeigt, dass sie sich mit ihren Emotionen in Konflikt befindet. Die Chakren eins, vier und fünf sind blockiert. Man erkennt auch eine Störung in der linken Schulter, was auf eine emotionale Blockade deuten kann, z.B. verursacht durch eine Last auf den Schultern, die sich später auf der physischen Ebene manifestieren kann. In beiden Beinen ist die grüne Farbe zu sehen, was auf eine Energiearmut hindeutet.

Im Bild danach sieht man eine radikale Veränderung. Alle Farben harmonisieren, die Blockade im vierten Chakra ist verschwunden, die des zweiten und fünften Chakras haben sich verbessert. Die Störung in der linken Schulter ist besser geworden. Wir können auch beobachten, dass die grüne Farbe ihrer Beine verschwunden ist und jetzt eine braune Farbe erscheint, die auf Verwurzelung hindeutet.

Die geistigen Führer rechts und links von ihr, waren danach auch da, nur war es Naomi zu viel, sie nochmal zu malen.

Naomi hat beobachtet, dass sich die Aura mit Hilfe der Energiebalance folgendermaßen ändert:

- Die Aura expandiert, die Farben harmonisieren stärker und die Linien des elektromagnetischen Feldes ordnen sich.
- Die Störungen im ätherischen Leib, die oft schon den Körper beeinflussen, sind fast ganz verschwunden.
- Wir können auch an der Verwurzelung an den Beinen und an der Lebensenergie am Scheitel erkennen, dass sich das erste und siebte Chakra geöffnet hat.

„Ich würde niemals auf die Idee kommen irgendeinem Patienten zu sagen, er soll das machen, was ich für richtig halte. Meine Patienten wissen, dass ich ausschließlich will, dass sie auf niemanden hören – auch nicht auf mich – sondern nur auf sich selbst."

Dr. Scheel

Fälle aus der Praxis

Fall 1: Von Hormonsubstitution befreit[31]

Frau D., eine ruhige, aufgeschlossene, selbstbewusste Frau, Jahrgang 1937 (sah viel jünger aus!), hatte viele Tibetan Pulsing Gruppen (meditative Körperarbeit) bei mir besucht, so dass sie mir nicht fremd war. Ich empfand sie neuen Methoden gegenüber als sehr aufgeschlossen. Statt diese anzuzweifeln, probierte sie vieles einfach aus und entschied dann, was sie davon hielt.

Erster Termin im Juni 1999

Frau D. kam zum ersten Mal mit einem körperlichen Problem zu mir, und zwar mit einer Schilddrüsen-Unterfunktion (Hypothyreose). Obwohl sie nicht viel von der PraNeoHom© gehört hatte, war sie fest davon überzeugt, ihre Krankheit damit in den Griff zu bekommen.

Zur Krankheitsgeschichte

Frau D. hatte 1989 eine Lyme-Borreliose gehabt, verursacht durch einen Zeckenbiss. Die ersten Symptome zeigten sich im Herbst 1998 durch neurologische Beschwerden, da ihre Beine ihr nicht mehr folgten. Sie bekam bei einem Krankenhausaufenthalt drei Wochen

31 Überarbeitete Version vom Artikel „Von lebenslanger Hormonsubstitution befreit", publiziert in Raum&Zeit 107/2000.

lang hoch dosiertes Antibiotikum (Rocifin-Infusionen). Ein halbes Jahr später, im März 1999, bekam sie eine Schilddrüsen-Überfunktion (Hyperthyreose), die dann in eine Autoimmunerkrankung (ein Mischtyp zwischen einer Thyreoiditis de Quervain und Hashimoto) überging und sich drei Monate später zu einer Schilddrüsen-Unterfunktion entwickelte. Sie nahm bis Juni 1999 entzündungshemmendes Kortison. Danach sollte sie lebenslang auf Schilddrüsenhormone eingestellt werden. An diesem Punkt entschied sie sich dafür, einen alternativen Weg zu suchen.

Symptome

Gedächtnisschwund, massiver Haarausfall, struppige Haare, kalte Hände und Füße, gelegentlich Gelenkschmerzen, Schlafstörungen, Gewichtsschwankungen über 10 kg, kein Sättigungsgefühl.

Behandlung

Ich nahm die Energiebalance vor und malte die PraNeoHom©-Zeichen auf die Akupunkturpunkte. Die Zeichen wurden von der Patientin regelmäßig nachgefahren.

Zusätzlich entstörte ich ihre Narben, indem ich an bestimmten Stellen durch Malen eines Striches den Energiefluss wieder herstellte. In ihrem Fall waren es die Gallenblase- und Blinddarmnarbe.

Zweiter Termin im August 1999

Die Symptome hatten sich noch nicht wesentlich verändert. Die Schilddrüsenwerte waren folgendermaßen:

Hormone	15.07.99	Normalwerte
TSH Tyroidea-Stimulating-Hormon	42,5 U/ml	0,5 – 5,0 U/ml
T3 Trijodthyronin	1,5 ng/ml	0,7 – 1,8 ng/ml
T4 Thyroxin	4,8 g/dl	4,8 – 12,4 g/d

Die Schilddrüsenhormone werden hauptsächlich über die Hirnanhangsdrüse (Hypophyse) gesteuert, und zwar über das Hormon TSH (Thyroidea-stimulierendes-Hormon). Die Hypophyse wird wiederum vom Hypothalamus über das Hormon TRH (Thyreotropin-Releasing-Hormon) gesteuert. Der Hypothalamus bekommt die Rückkoppelung vom Körper. Es handelt sich also um ein Feedback-System. Er unterliegt sowohl psychisch-emotionalen Einflüssen als auch Störfaktoren, die von außen einwirken, z.B. Medikamente, Schwermetallvergiftung, etc.

Ist der TSH Wert im Blut zu hoch, so deutet dies auf eine Schilddrüsenunterfunktion. Die Hypophyse versucht damit, die Schilddrüse zu stimulieren, damit diese vermehrt Schilddrüsenhormone T3 und T4 produziert. Der Normalwert von TSH liegt bei 0,5 – 5,0 U/ml.

In der Zeit, April 1999, in der die Patientin an einer Schilddrüsen-Überfunktion gelitten hatte, waren die Werte bei 0,03 U/ml, und Mitte Juli 1999 waren sie auf 42,5 U/ml gestiegen.

Kein Wunder, dass sie starken psychischen und emotionalen Schwankungen unterworfen war, wenn man bedenkt, dass die Schilddrüse das sogenannte „Gaspedal" in unserem Körper darstellt, also die Antriebskraft. Dank ihrer meditativen, ruhigen und gefassten Art überstand sie diese Periode trotzdem gelassen.

Behandlung

Nach der Energiebalance erneuerte ich die Zeichen. Dabei fiel mir auf, dass der Toxinpunkt anzeigte. Die Testung deutete auf eine Amalgambelastung infolge der Füllungen in ihren Zähnen. Ich riet ihr, diese entfernen zu lassen, sobald der Körper stabilisiert sei.

Sie fing mit der Wasserübertragung an. Diese lautete:

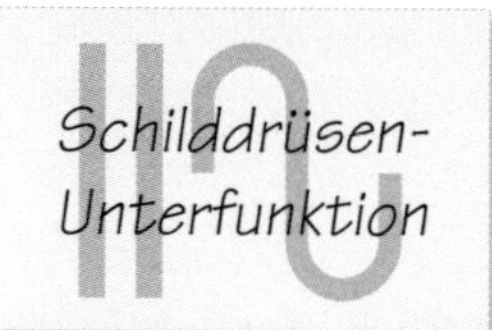

Bei der Wasserübertragung wird die Information auf Wasser übertragen und danach dieses personalisierte Heilwasser gerochen und getrunken, so dass die Information in jede Zelle des Körpers eindringen kann. Zwei-Strich-Sinus hat die Funktion, die Information umzukehren, in diesem Fall die Schilddrüsen-Unterfunktion.

Dritter Termin im August 1999

Das Zeichen der Wasserübertragung hatte sich zu Sinus geändert, d.h. die Umschreibung lautete jetzt: Schilddrüsen-Unterfunktion Sinus. Das deutete auf eine Besserung hin.

Sie klagte über dicke Hände und Füße, so dass ich ihr auf beide Nieren ein umgedrehtes Y malte, um die Nierenausscheidungen zu fördern.

Zudem fing ich an, die Blutpilze, in ihrem Fall Mucor und Aspergillaceen, mit Zwei-Strich-Sinus zu behandeln. Die Patientin übertrug die Information auf Wasser und trank es.

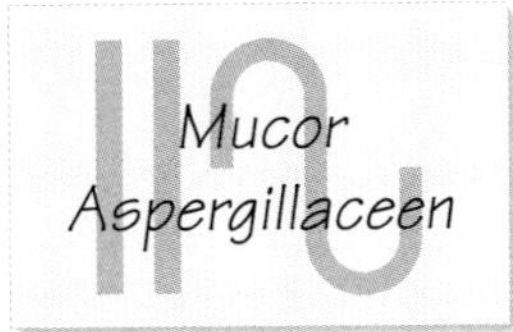

Nach der ausgetesteten Wirkungszeit sollte die Patientin selbständig Mucor und Aspergillaceen mit einem Sinus versehen und auf Wasser übertragen.

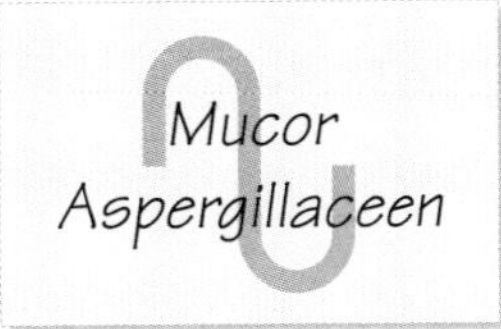

Vierter Termin im September 1999

Die Patientin kommt voller Begeisterung in meine Praxis, denn ihre Schilddrüsenwerte waren Anfang September gemessen worden und hatten sich stark verbessert:

TSH 6,86 U/ml (drei Wochen vorher 42,5 U/ml)
T3 1,52 ng/ml
T4 6,50 g/dl

Ich erneuerte die Energiebalance und stellte fest, dass die Pilzumschreibung erfolgreich beendet war und nun mit einem Y stabilisiert werden konnte.

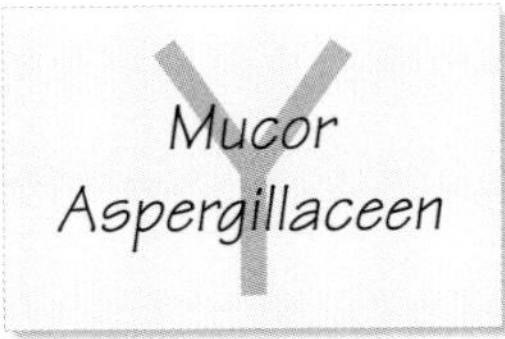

Auch die Umschreibung der Schilddrüsenunterfunktion konnte abgeschlossen werden und mit Y stabilisiert werden.

Ich stellte eine Allergie auf den Hund fest, den sie ein paar Wochen lang gepflegt hatte. Es bestand die Möglichkeit, die Allergie umzuschreiben, was die Patientin jedoch nicht für notwendig hielt, da sie in Zukunft keinen Kontakt mehr mit diesem Hund haben würde, und sich diese Allergie ausschließlich auf diesen Hund beschränkte. Weiterhin testete ich ihre Chakren und behandelte das Sacral-, Herz- und Kehlkopfchakra mit Zeichen auf den Akupunkturpunkten und der Wirbelsäule.

Zusätzlich gab ich ihr auf, die Cholesterinämie (zu viel Cholesterin im Blut) mit Zwei-Strich-Sinus, später mit Sinus und am Ende mit Ypsilon auf Wasser zu übertragen.

Fünfter Termin im Oktober 1999

Als erstes erneuerte ich die Energiebalance. Die Schilddrüsenwerte verbesserten sich von Tag zu Tag:

Das Blutbild am 30. September ergab für den TSH-Wert 5,96 U/ml und für den T3-Wert 1,1 ng/ml.

Da die behandelnden Ärzte die Ergebnisse für „unglaublich" hielten, wiederholten sie den Test vier Tage später am 4. Oktober. Es kam raus:

TSH 4,86 U/ml
T3 1,52 ng/ml
T4 6,5 g/dl

Die zweite Messung bestätigte den Erfolg. Sie unterstützte Ihren Körper mit der Information „Körper ist in Ordnung" mit Y, was sie auf Wasser übertrug und trank.

Weitere Termine Ende Oktober und im November 1999

Die Patientin gab an, dass Gelenkschmerzen auftraten. Ich erneuerte die Energiebalance und leitete mit Sinus das restliche Antibiotikum (Rocifin) aus ihrem Körper aus.

Sie bekam eine Kopfgrippe, die als Reinigung zu betrachten ist. Die Schilddrüsenwerte lagen nun in der Norm.

Das letzte Blutbild im November ergab am Ende der Behandlung:

	Schilddrüsenwerte der Patientin	Normwerte
TSH	4,22 U/ml	0,5 – 5,0 U/ml
T3	1,48 ng/ml	0,7 – 1,8 ng/ml
T4	8,3 g/d	4,8 – 12,4 g/d

Die behandelnden Ärzte empfahlen keine Hormonsubstitution mehr. Die Patientin war von mir glücklich entlassen worden. Sie konnte aufgrund der PraNeoHom©-Behandlungen auf eine lebenslange Hormonsubstitution verzichten.

Sie besorgte sich eine Einhandrute und besuchte meine Seminare, um die Methode selbst zu erlernen.

Gesamtverlauf der Schilddrüsenhormone

Hormone	Normwerte	April 99	Juli 99	Sept. 99	Okt. 99	Nov. 99
TSH	0,5 – 5,0 U/ml	0,03 U/ml	42,5 U/ ml	6,86 U/ml	4,86 U/ml	4,22 U/ml
T3	0,7 – 1,8 ng/ml		1,5 ng/ml	1,52 ng/ ml	1,52 ng/ ml	1,48 ng/ ml
T4	4,8 – 12,4 g/dl		4,8 g/dl	6,50 g/dl	6,5 g/dl	8,3 g/dl

Fall 2: Akute Abszesse heilen schnell ab

Karin[32], 45 Jahre alt, allein erziehende Mutter von zwei Kindern, war schon länger Patientin in meiner Praxis gewesen und hatte großes Vertrauen in die PraNeoHom© Methode aufgrund erfolgreicher Behandlungen. Sie konnte sich sogar eine Katze zulegen, nachdem wir die Katzenallergie behandelt hatten. Die Patientin stand der Schulmedizin sehr kritisch gegenüber. Daher verweigerte sie auch im folgenden Fall einen Krankenhausaufenthalt.

Im März 2004 rief mich ihr Sohn an und berichtete mir, dass seine Mutter nicht mehr sprechen könne, da sie schmerzhafte Abszesse im Hals hätte, die nach einer Zahnextraktion vom Schneidezahn 21 erschienen seien. Sie hätte 38,5° Fieber und bekäme den Mund nur 1 cm auf. Die Mandel links sei entzündet.

Da es sich um einen Akutfall handelte und Karin nicht in der Lage war, in meine Praxis zu kommen, machte ich einen Hausbesuch. Nachdem ich ihren Zustand erfasste, teilte ich ihr mit, dass sie sich in ein Krankenhaus begeben sollte.

Da sie dies trotz eines längeren Gesprächs verweigerte, behandelte ich sie unter der Bedingung, sollte durch die Zeichen nicht eine sofortige (1 Tag) Besserung eintreten, müsse sie einen Arzt aufsuchen.

32 Name geändert

Die Energiebalance, die ich eine Woche lang täglich vornahm, zeigte folgendes Ergebnis:

Akupunkturpunkte	**Tag 1**	**Tag 2**	**Tag 3**	**Tag 4**	**Tag 5**
Dickdarm	∿	∿	∿	II∿	II∿
Herz	∿	∿	∿	∿	
Kreislauf-Sexus	∿	∿	∿	∿	
Immunsystem-Zone	≣	≣	≣	≣	≣
Lunge		II∿	II∿	II∿	
Niere	II∿	II∿	I∿	I∿	
Milz Pankreas	I∿	I∿	I∿	I∿	
Magen		∿	∿	∿	
Blase			I∿		
Schilddrüse	⊙	⊙			

Die Narbe der Zahnextraktion testete keine Belastung.

Ich begleitete die Therapie mit homöopathischen Mitteln und verschrieb ihr Wobenzym und Propolis.

Zusätzlich bekam sie folgende Wasserübertragungen, die sie selbst vornahm:

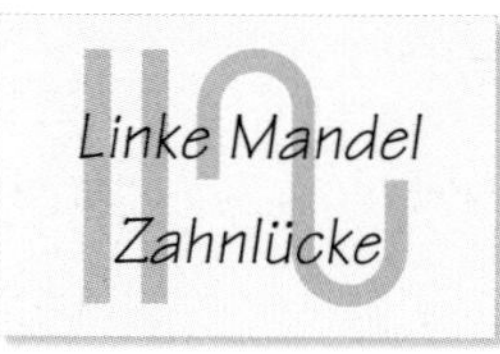

und

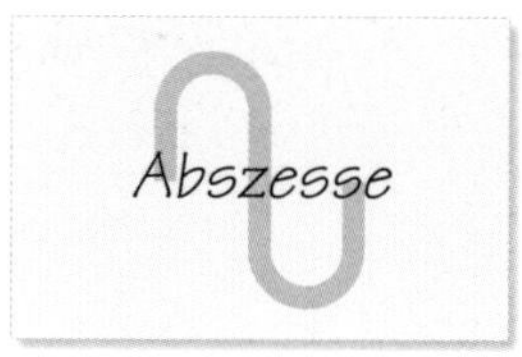

Am nächsten Tag war das Fieber schon etwas gesunken auf 38°. Tagsüber war es besser, nachts schlechter. Täglich erneuerte ich die Energiebalance.

Die Wasserübertragung änderte sich. Jetzt schrieb sie folgendes um:

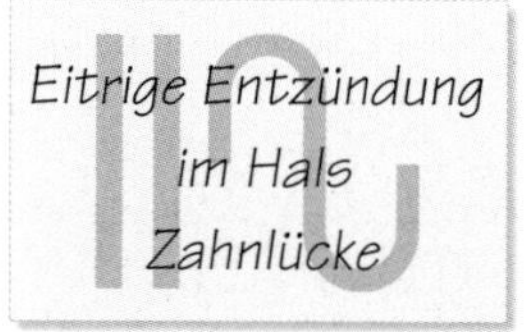

Ich testete und empfahl ihr, aufgrund der akuten Situation, diese Information auf alle Getränke zu prägen, und somit das personalisierte Heilmittel so oft wie möglich zu trinken. Da kaltes Wasser durch die Beschwerden schwer zu trinken sei, könne sie die Information auf Tee oder warmes Wasser mit Salz übertragen.

Am dritten Tag war das Fieber auf 37,3° gesunken. Ich erneuerte die Energiebalance. Sie machte zusätzlich, wegen des Fönwetters, eine Umschreibung wegen der Migräne:

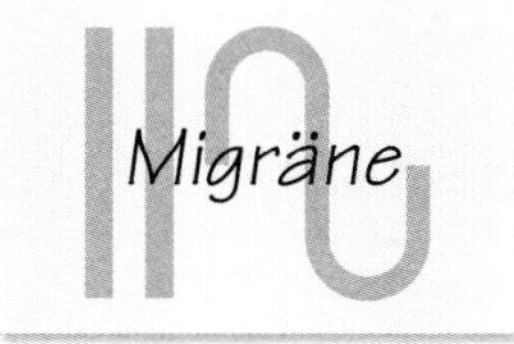

Am vierten Tag waren die Abszesse viel besser. Jetzt hatte sie nur noch die Symptome eines grippalen Infektes: Husten, Schnupfen und Druck im Kopf. Ich empfahl ihr eine Rotlichtlampe zu benützen und sie bekam eine neue Wasserübertragung:

Eitrige Entzündung
Zahnlücke, Husten
Grippaler Infekt

Am fünften Tag war alles viel besser. Sie setzte die Wasserübertragung mit Ypsilon fort und ich erneuerte die Energiebalance. Dabei zeigte sich nur noch ein Sinus auf dem Dickdarmpunkt und vier Striche auf der Immunsystem-Zone.

Nach dem Wochenende beendete ich die Behandlung.

Sie war sehr glücklich über den schnellen Heilungsverlauf und darüber, dass sie sich ihr eigenes Heilmittel unmittelbar, abgestimmt auf ihre momentane Symptomatik, herstellen konnte.

Fall 3: Toxinbelastung durch Energiebalance erkannt

Peter[33], 39 Jahre, kam mit den Symptomen eines Grippalen Infektes (Fieber, Gliederschmerzen, Müdigkeit und Erschöpfung) in meine Praxis. Ich beschloss, erst mal die Energiebalance vorzunehmen und wollte ihm zusätzlich ein homöopathisches Mittel verschreiben.

Das Ergebnis der Energiebalance war folgendes:

Akupunkturpunkte	**PraNeoHom©- Zeichen**
Dickdarm Di 11	
Kreislauf-Sexus KS 3	
Immunsystem-Zone	
Lunge Lu 1	
Leber Le 3	
Niere Ni 6	
Schilddrüsenpunkt	
Toxinpunkt	

Ich war sehr überrascht, dass der Toxinpunkt anzeigte, da ich den Patienten schon lange kannte und das noch nie der Fall gewesen war. Also fragte ich ihn, womit das zusammenhängen könnte. Er antwortete, dass es vielleicht an dem Blaukraut lag. Das überraschte mich noch mehr. Blaukraut? Ja, er hätte Blaukraut aus einer Dose gegessen. Oh, dachte ich, dann war das wohl schon mit Schwermetallen belastet. Nein sagte er, er befürchte, dass es am Eisentopf

33 Name geändert

läge, in dem er das Blaukraut erwärmt hatte. Er erzählte, dass er diesen Topf schon immer wegwerfen wollte.

Ich testete:

Blaukraut in der Dose mit dem Ergebnis Vektor 1, also kein Problem.

Blaukraut im Eisentopf, Vektor 7. Daran konnte ich sofort erkennen, worin das Problem lag.

Ich empfahl ihm folgende Wasserübertragung vorzunehmen, um die Belastung mit Schwermetallen aufgrund der Verwendung des Eisentopfes auszuleiten:

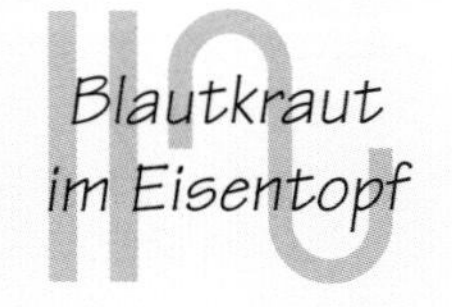

Ein paar Stunden später rief mich schon seine Frau an und berichtete, es ginge ihm schon viel besser, das Fieber sei weg und er könnte beruhigt am nächsten Tag verreisen.

Fall 4: Fibromyalgie – Erfolg durch eine kombinierte Heilmethode

Petra[34], 60 Jahre alt, kam mit Fibromyalgie in meine Praxis. Bei Fibromyalgie handelt es sich um eine Muskelerkrankung, die so gewaltige Schmerzen verursacht, dass es ohne Schmerzmittel nicht auszuhalten ist. Hinzu kommen, bedingt durch die Muskelschmerzen, Schlafstörungen. Viele Menschen mit dieser Krankheit nehmen Schlaf- und Schmerzmittel in einer so hohen Dosis, dass sie nur noch dahindämmern.

Da die Laboruntersuchungen ohne Befund waren, wurde ihr gesagt, dass sie sich ihre Schmerzen einbilde. Petra berichtete, dass sie zusätzlich unter Depressionen litt, seit sie ununterbrochen die starken Schmerzen habe.

In meiner Praxis setzte ich zuerst die Energiebalance ein. Ich entstörte zusätzlich ihren Lebensraum mit geometrischen Zeichen und zeigte ihr, wie sie sich ihr Heilwasser selbst herstellen könnte.

Sie leitete die Schwermetalle aus, indem sie ein informiertes Wasser herstellte, das dem Körper den Befehl gab, die Metalle auszuscheiden. Zusätzlich habe ich Ihr verschiedene pflanzliche Heilmittel verschrieben, die diesen Prozess unterstützten.[35]

Außerdem habe ich am Psychomeridian, unserer Lebenslinie, den Zeitpunkt des Initialtraumas ermittelt und mit Hilfe der Wasserübertragung neutralisiert.[36]

---

34 Name geändert
35 Nachzulesen im Buch im Buch „Gesunde Entgiftung mit Zeichen“
36 Nachzulesen im Buch „PraNeoHom© Lehrbuch Band 5“ oder dessen Relaunch „Seelengesundheit mit Zeichen“

Grundpfeiler einer PraNeoHom©-Behandlung

- Heilwasser herstellen
- Raum entstören
- Energiebalance
- Schwermetalle ausleiten
- Psyche behandeln

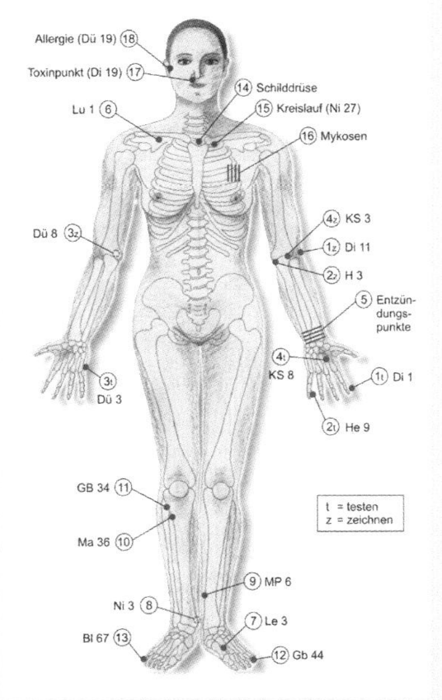

Da Petra von weiter her kam und eigentlich tägliche Behandlung gebraucht hätte, schlug ich ihr vor, in meine Kurse zu kommen. Ich bereitete ihr einen Liegeplatz im Seminarraum vor, für den Fall, dass die Schmerzen im Kurs überhandnehmen. Petra kam im Jahr 2004 in meine Kurse, erlernte die PraNeoHom©-Methode und wandte sie von da an täglich zur Heilung ihrer Fibromyalgie an.

Parallel dazu kontaktierte sie einen auf Fibromyalgie spezialisierten Chirugen, Prof. Dr. med. Johann A. Bauer[37], der in der Schweiz praktiziert. Dr. Bauer hatte im Laufe der vielen Handoperationen, die er durchgeführt hatte, erkannt, dass die Akupunkturpunkte nicht nur energetische Punkte, sondern auch Verdickungen von Nervenfasern sind, wörtlich „Löcher, aus denen Gefäßnervenbündel austreten und die Haut versorgen“ und, dass diese Punkte mit den sogenannten „Trigger-Punkten“ übereinstimmen. Eingeleitet

37 www.fms-bauer.com/Bauer/bauer.html

wurden seine Entdeckungen dadurch, dass seine Patienten nach Handoperationen plötzlich an anderen Körperstellen gesundeten. Nähere Erforschungen zeigten ihm, dass diese Akupunkturpunkte bei Fibromyalgie-Patienten mit Eiweißen verklebt sind und dass er mit kleinen Schnitten auf den Akupunkturpunkten diese Verklebungen lösen konnte.

Meine Patientin Petra bekam den folgenden Einfall, den sie dann auch konsequent umsetzte: Sie ließ sich von der Assistenzärztin von Dr. Bauer eine Diagnose erstellen, um zu erkennen, in welchem der vier Quadranten die Verklebungen vorherrschten (es geht dabei um die Punkte an den Beinen und den Armen). Die Assistenzärztin hatte bei ihr einen Quadranten als besonders belastet festgestellt. Petra wollte sich diese Punkte nicht operieren lassen, sondern sie erst einmal mit den Zeichen der PraNeoHom© behandeln.

Einige Monate später ging sie zur erneuten Diagnose zu Dr. Bauer. Zur Überraschung der Assistenzärztin war die Verbesserung in dem einen Quadranten, den sie behandelt hatte, deutlich erkennbar. Daraufhin behandelte sie die anderen Quadranten ebenso und konnte binnen neun Monaten komplett gesunden.

Wir erkennen an dem Beispiel von Petra, wie wichtig es ist, die Verantwortung für die Gesundheit in die eigenen Hände zu nehmen, kreativ zu kombinieren und auch zu unkonventionellen Möglichkeiten bereit zu sein.[38]

---

38 Auszug aus dem Buch „Zeichen die Heilen“, PraNeoHom Verlag

*„Meditation hat nichts mit Ernsthaftigkeit zu tun.
Meditation ist spielerisch, tanzend, singend ...“
Osho*

Körperübungen und Meditation

Meridiane abklopfen

Zur Entspannung, wie auch zur Aktivierung wird der Körper wachgeklopft. In den Beinen verlaufen die Yin–Meridiane an den Innenseiten hoch und die Yang–Meridiane an den Außenseiten runter. Das ist auch die Richtung, in der wir die Beine abklopfen werden. Bei den Armen ist es umgekehrt, die Yin-Meridiane verlaufen innen vom Körper zu den Fingerspitzen, die Yang-Meridiane umgekehrt, außen nach oben. Wir klopfen in Meridianrichtung die Arme ab.

Danach wird der Rücken von oben nach unten, inklusive der Rückenseite der Beine, abgeklopft. Dafür suchen wir uns am besten einen Partner oder klopfen in der Selbstumarmungsposition selbst den Rücken ab.

Zum Schluss wird der Bauch sanft mit den Fingerspitzen abgeklopft und etwas stärker mit den Fäusten die Thymusdrüse auf unserer Brust aktiviert. Auch das Gesicht freut sich über eine sanfte Klopfmassage. Es hat sich erwiesen, dass es sinnvoll ist, sich nach dem Abklopfen einige Minuten der Achtsamkeit und dem Spüren des “neu geweckten” Körpers hinzugeben.

Übungen für die Wirbelsäule

Für die Halswirbelsäule HWS:

- Abwechselnd Kopf rechts und links nicken, als wolle man sagen: „Guten Tag Frau Müller, Guten Tag Herr Mayer."
- Kiefergelenk massieren und dabei summen.
- Finger neben die HWS legen und mit Druck von oben nach unten streichen, während Sie mit dem Kopf eine „Nein-Bewegung" machen.

Für die Brustwirbelsäule BWS:

- Brustkorb drehen, während der Kopf in entgegengesetzter Richtung dreht und das Becken ruhig bleibt. Dabei tief atmen. Flüssiger Bewegungsablauf, wie ein Blatt im Wind.
- Arme vor und zurück schwenken und dabei mit dem ganzen Körper mitgehen. Einatmen – ausatmen.
- Schulter massieren, dabei den Arm hinten auf den unteren Rücken legen. Ausschütteln und dann andere Schulter.
- Schulter kreisen, während die Hände hinten zusammen sind.

Für die Lendenwirbelsäule LWS:

- Hüfte schwenkend durch den Raum laufen.
- Rückwärts durch den Raum laufen und den Rücken spüren lassen.

Und zum Schluss:

- Hinsetzen, Augen schließen und auf die Atmung achten. Ein- und ausatmen, entspannen, zur Ruhe kommen.

Fünf-Elemente-Meditation

Diese Meditation entstand aus dem Impuls, die Lehre der Fünf Elemente nicht nur logisch-rational zu erlernen, sondern auch bildhaft-kreativ zu erspüren und jedes Element wahrzunehmen und zu erfahren. Die Fünf-Elemente-Meditation besteht aus fünf Phasen, die den Fünf Elementen entsprechen. Die ersten drei Phasen finden im Stehen, die letzten zwei im Liegen statt. Jede Phase beträgt ca. 8-10 min., so dass die gesamte Meditation ca. 40 min. dauert. In meinen Seminaren wird der Raum jeweils in der Farbe des Elementes beleuchtet und es läuft eine zu den Organen passende Musik dazu.

Musikvorschlag

Holz: Indians Sacred Spirit, die Gesänge der Indianer. Raum grün beleuchten.
Feuer: Olantunji Babatunde, Dance to the Beat of my Drum. Raum rot beleuchten.
Erde: Oliver Serrano, Minho Valley Fantasies. Raum gelb beleuchten.
Metall: Keith Jarrett, The Köln Concert
Wasser: El-Hadra, Klaus Wiese. Raum blau beleuchten.

Holz

Meine inneren Impulse sind willkommen und verwirklichen meine Vision

Beginnen Sie mit geschlossenen Augen in der Hocke und stellen Sie sich vor, Sie wären ein Same, der in der Erde ruht. Der Frühling kommt, die Tage werden länger und langsam strecken Sie sich der Sonne entgegen und wachsen wie ein Baum in alle Richtungen. Dabei stehen Sie langsam auf, heben die Arme und bewegen sie wie Zweige im Wind. Dann öffnen Sie langsam die Augen und schauen sich im Raum um. Suchen Sie sich ein Ziel und gehen Sie auf das Ziel zu. Sie verfolgen Ihre Ziele, Ihre Visionen und genießen dabei die Bewegung. Das kann schnell und dynamisch vor sich gehen, oder langsam und überlegt, je nachdem, wie es sich für Sie in jedem Augenblick gut anfühlt.

Feuer

Ich liebe das Leben so wie es ist

Mit geschlossenen Augen im Raum stehend, finden Sie den heißesten Punkt in sich. Sie visualisieren, wie sich die Wärme und Hitze über den ganzen Körper ausbreitet und darüber hinaus. Lassen Sie das innere Feuer sich und den ganzen Raum ausfüllen und beginnen Sie, sich langsam, im Rhythmus der Musik zu bewegen. Erlauben Sie, das Becken zu kreisen und eine Acht damit zu machen. Tanzen und bewegen Sie sich, lassen Sie alle Urteile los. Seien Sie wild, noch wilder, gehen Sie ganz im Tanz auf und werden Sie zum Tanz, bis dass der Tänzer verschwindet.

Erde

Ich fühle mich in meiner Mitte genährt und geborgen

Sie stehen mit der Gruppe im Kreis. Wir nehmen uns an den Händen und fühlen die Verbindung zu unseren Partnern im Kreis. Wir nehmen die Dazugehörigkeit zur Gruppe im Kreis wahr und spüren die Geborgenheit. Wir fühlen die Energie des ganzen Kreises, die Einheit, die daraus resultiert, dass verschiedene Menschen die Aufmerksamkeit auf dasselbe richten, auf die Mitte. Dann fangen wir langsam an, die Erde zu treten, weich zu treten, auf der Stelle laufend. Langsam fängt der ganze Kreis an, sich zu bewegen und sich in eine Richtung zu drehen. Das Bewusstsein ist in den Fußsohlen, die die Erde „küssen“. Dann dreht sich der Kreis in die andere Richtung, wird schneller, dynamischer und dann wieder langsamer. Der Kreis rückt zusammen, wir kommen uns näher und legen die Arme um die Taille der Partner. Wir schließen wieder die Augen und fühlen unseren Bauch. Wir nehmen die Erde, die uns alle trägt, bewusst wahr. Dann lösen wir uns wieder vom Kreis und umarmen uns selbst und spüren das Ruhen in unserer Mitte.

Metall

**Das Jetzt ist die Essenz, auf die es ankommt.
Ich lasse die Vergangenheit los**

Legen Sie sich auf den Boden (Decke, Yogamatte oder Matratze) und bilden Sie dabei mit der Gruppe einen Kreis. Ihr Kopf zeigt dabei zur Mitte des Kreises – dann schließen Sie die Augen. Fühlen Sie die angenehme Schwere, die sich in Ihrem Körper ausbreitet. Während der Seminarleiter Rosenduft versprüht, richten Sie Ihre Aufmerksamkeit auf die Atmung. Nehmen Sie wahr, wie es Sie atmet. Luft kommt in Ihre Lungen und strömt auch wieder heraus, ohne dass Sie dazu etwas tun müssen. Sie können wertfrei wahrnehmen, wie der Atem fließt, ob der Rhythmus unterbrochen ist oder gleichmäßig. Achten sie darauf, ob das Ein- und Ausatmen gleich lang ist oder unterschiedlich, ohne dies verändern zu müssen.

Langsam erlauben Sie Ihrem Atem, tiefer in den Bauch zu wandern. Mit dem Einatmen lassen Sie den wunderbaren Duft und die Lebensenergie in sich einströmen. Und mit dem Ausatmen lassen Sie alles, was Ihnen nicht mehr dienlich ist, los: unnützer Ballast, Gegenstände, Gedanken, Vorstellungen, Bilder, Gefühle, Geschichten, Identifikationen, Wünsche, Bindungen, Schuldgefühle, Erwartungen, Erinnerungen, Schmerz, Wut, Trauer, Ängste, überholte Beziehungen bzw. Beziehungsformen – alles. Ob angenehm oder unangenehm – was seinen Zweck erfüllt hat, lassen Sie einfach los.

Sie können jetzt einfach alles, was nicht mehr zu Ihnen gehört, loslassen. Und wenn dabei Trauer da ist, wie bei jedem Abschied, dann umarmen Sie zärtlich auch dieses Gefühl und lassen auch das los. Sollte ein tiefes Wohlgefühl und eine Dankbarkeit da sein, darüber alten Balast losgelassen zu haben, umarmen Sie dieses Gefühl. Inmitten von jedem Gefühl und unbelastet von all dem, können Sie die Wahrheit erfahren.

Wasser

Vom Tun zum Sein, in der Stille geschieht Regeneration auf allen Ebenen

Sie liegen auf dem Boden und haben die Augen geschlossen. Nun stellen Sie sich jetzt vor, dass Sie ganz fließend werden, wie Wasser. Nehmen Sie das Fließen in Ihrem Körper wahr, wie es in Ihren Armen und Beinen und im ganzen Körper entlang rauscht, und lassen Sie jetzt alle Festigkeit los. Ruhen Sie in sich und nehmen Sie die Stille wahr. Horchen Sie! Hören Sie die Stille? Vielleicht, wenn Sie Glück haben, können Sie die innere Musik, welche die Mystiker als die göttlichen Klänge bezeichnen, hören. Wenn ein Film vor Ihrem inneren Auge abläuft, nehmen Sie das wertfrei wahr, aber identifizieren Sie sich nicht damit. Gedanken und Gefühle kommen und gehen, wie Wellen im Meer – auf und ab und auf und ab – ohne dass Sie, das Meer, davon berührt werden. Es kommen fröhliche Gefühle und Gedanken und solche, die mit Angst verhaftet sind, wie bei jedem Tod und jeder Neugeburt. Auch sie dürfen Sie zärtlich umarmen und willkommen heißen. Lassen Sie diese Emotionen, wie Wasser ins Meer fließen. Spüren Sie das Urvertrauen, im Fluss des Momentes zu sein. Spüren Sie den Teil in Ihnen, der von den Veränderungen unberührt bleibt, den Teil, der einfach ist. Nehmen Sie die wahre Nahrung, die Essenz des Seins, in sich auf.

PraNeoHom Lehrbücher und Fachbücher von Layena Bassols Rheinfelder

Aus dem Grundlagenwerk der sieben Lehrbücher werden sieben Fachbücher, die zwischen 2015 und 2017 erscheinen. Diese Fachbücher sind eine Überarbeitung der Lehrbücher mit vielen Erweiterungen und Aktualisierungen. Sie führen Schritt für Schritt in die PraNeoHom Methode ein. Die praktische Anwendung wird in den PraNeoHom Seminaren vermittelt. Informationen zu den Seminaren und Bestellung der Bücher über www.praneohom.de

PraNeoHom Lehrbuch Band 1 – Einhandrute und Vektorenkreis, Geometrische Zeichen, Geopathie und Elektrosmog, Narbenentstörung
ISBN 978-3-940089-00-7, Preis 19,80 €, 3. Auflage

Gesund mit Zeichen auf Akupunkturpunkten (Fachbuch)
Energie- und Hormonbalance, Fünf-Elemente-Lehre, Traditionelle Chinesische Medizin, Bioidentische Hormone, Narben
Relaunch vom PraNeoHom Lehrbuch Band 2 und Teile von Band 1
ISBN 978-3-940089-14-4, Preis 19,80 €, 2. Auflage 2017

Gesunde Entgiftung mit Zeichen (Fachbuch)
Allergien, Unverträglichkeiten, Mykosen, Amalgam, Umweltgifte, Zahnmeridian, Vegane Ernährungsweise
Relaunch vom PraNeoHom Lehrbuch Band 3
ISBN 978-3-940089-13-7, Preis 19,80 €, 2. Auflage 2017

PraNeoHom Lehrbuch Band 4 – Töne, Rhythmen und Farben, Glaubensmuster nach Simonton, The Work nach Byron Katie.
ISBN 978-3-940089-03-8, Preis 17,80 €, 3. Auflage

PraNeoHom Lehrbuch Band 5 – Psychomeridian, Chakrabalance und -harmonisierung, Schamanische Aurabalance.
ISBN 978-3-940089-04-5, Preis 17,80 €, 3. Auflage

PraNeoHom Lehrbuch Band 6 – Erfahrungen aus der Praxis und Fallbeispiele, Emotional Release und Nachnährung, Einfühlsames Zuhören
ISBN 978-3-940089-05-2, Preis 17,80 €, 2. Auflage

PraNeoHom Lehrbuch Band 7 – Krankheitsbilder, Berater/Therapeut im Vergleich.
ISBN 978-3-940089-06-9, Preis 17,80 €, 2. Auflage

Herausgabe voraussichtlich ab 2017:

Gesund mit Wasser und Zeichen (Fachbuch)
Die Zeichen von Erich Körbler, mit der Einhandrute testen, Informationsübertragung auf Wasser, Erfahrungsberichte und Indikationen von A bis Z
Relaunch vom PraNeoHom Lehrbuch Band 1, 1. Teil und Teile von Band 6 und 7
ISBN 978-3-940089-16-8, Preis 19,80 €, 1. Auflage vsl. 2017

Gesundes Wohnen und Schlafen mit Zeichen (Fachbuch)
Geopathie, Elektrosmog, Schamanische Rituale, Space Clearing, Umgang mit Fremdenergien, Töne, Farben, Aurabalance
Relaunch vom PraNeoHom Lehrbuch Band 1, 2. Teil und Teile von den Bänden 4 und 5
ISBN 978-3-940089-17-5, Preis 19,80 €, 1. Auflage vsl. 2018

Seelengesundheit mit Zeichen (Fachbuch)
Chacrabalance und Psychomeridian, Glaubenssätze, Emotional Release, Nachnährung, The Work nach Byron Katie
Relaunch der PraNeoHom Lehrbücher Band 4, 5 und 6
ISBN 978-3-940089-15-1, Preis 19,80 €, 1. Auflage vsl. 2019

Gesunde Tiere mit Zeichen (Fachbuch)
ISBN 978-3-940089-19-9, Preis 19,80 €, 1. Auflage vsl. 2019

Quellenverzeichnis

„Das Wunder der Wandlung", ShendDo Verlag, ISBN 978-3-9811184-1-4

„Das heilende Tao" von Achim Eckert, Verlag Müller & Steinicke, 12. Auflage, München 2011, ISBN 978-3-87569-202-0

„Fibromyalgie" von Prof. Dr. med. Johann A. Bauer

„Heilung ist möglich", Knaur Verlag

„DTV-Atlas Akupunktur", Deutscher Taschenbuch Verlag ISBN 3-423-03232-4

„Altas der Anatomie der Menschen" von Netter, Ciba-Geigy AG, Basel (Schweiz)

„Atlas Akupunktur" von Claudia Focks, ISBN 3-437-55378-X

www.wikipedia.org

„Natürliches Progesteron, ein bemerkenswertes Hormon" von Dr. John R. Lee

„Natürliche Hormontherapie" von Dr. med. Annelie Scheuernstuhl und Anne Hild, HP, ISBN 978-3-89901-224-6

„Die Hormonrevolution" von Dr. med. Michael E. Platt, VAK Verlag, ISBN 978-3-86731-045-1

„Die Rimikus-Methode" von Dr. Volker Rimikus, ISBN 978-3-81074-803-4